新农村

防病知识丛书

居住卫生

第2版

主编 郑 宁 王会存

U0288396

人民卫生出版社

图书在版编目（CIP）数据

居住卫生 / 郑宁，王会存主编 . —2 版 . — 北京：
人民卫生出版社，2022.1
（新农村防病知识丛书）
ISBN 978-7-117-32414-4

Ⅰ.①居…　Ⅱ.①郑…②王…　Ⅲ.①农村卫生 – 住
宅卫生　Ⅳ.① R127.6

中国版本图书馆 CIP 数据核字（2021）第 232551 号

| 人卫智网 | www.ipmph.com | 医学教育、学术、考试、健康，购书智慧智能综合服务平台 |
| 人卫官网 | www.pmph.com | 人卫官方资讯发布平台 |

新农村防病知识丛书
居 住 卫 生
Xinnongcun Fangbing Zhishi Congshu
Juzhu Weisheng
第 2 版

主　　编：郑　宁　王会存
出版发行：人民卫生出版社（中继线 010-59780011）
地　　址：北京市朝阳区潘家园南里 19 号
邮　　编：100021
E － mail：pmph @ pmph.com
购书热线：010-59787592　010-59787584　010-65264830
印　　刷：中农印务有限公司
经　　销：新华书店
开　　本：850×1168　1/32　印张：3　插页：2
字　　数：70 千字
版　　次：2008 年 9 月第 1 版　2022 年 1 月第 2 版
印　　次：2022 年 1 月第 1 次印刷
标准书号：ISBN 978-7-117-32414-4
定　　价：20.00 元
打击盗版举报电话：010-59787491　E-mail：WQ @ pmph.com
质量问题联系电话：010-59787234　E-mail：zhiliang @ pmph.com

主编简介

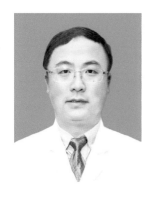

　　郑宁,浙江省金华市人民医院超声介入诊疗中心副主任,副主任医师,金华市青年科技奖获得者,金华市321人才。他主持浙江省卫生厅 A 类科技项目 1 项,金华市科技局重点科研项目 3 项,参与省市级科技项目 5 项。获得浙江省医药卫生科技奖 2 项,金华市科技进步奖 3 项。主编或参编书籍10 部,在核心期刊上发表专业论文 12 篇。

主编简介

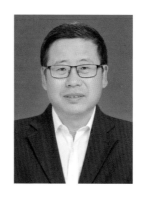

　　王会存，主任技师，浙江省金华市金东区疾控中心检验科主任。获浙江省卫生系统青年医学技能竞赛优胜奖；金东区优秀医务工作者；金华市卫生应急技能竞赛第一名，金华市技术标兵。参与省市科技项目2项，参编科普书籍2部，在核心期刊上发表论文6篇。

《新农村防病知识丛书——居住卫生（第2版）》

编写委员会

主　审　夏时畅　郑寿贵

主　编　郑　宁　王会存

副主编　翁美贞　张志文　陈水良

编　委（按姓氏笔画排序）

　　　　王会存　叶　雷　叶晓东　严瑶琳

　　　　张志文　陈水良　郑　宁　翁美贞

　　　　黄礼兰

插　图　吴　超　郑海鸥

健康是群众的基本需求。党的十八届五中全会上，党中央提出了"推进健康中国建设"战略。可以预见，未来5年，我国将以保障人民的健康为中心，以大健康、大卫生、大医学的新高度发展健康产业，尤其是与广大农民朋友相关的基层医疗卫生，将会得到更快速的发展。在农村地区，发展与农民相关的健康产业，将大有可为。农民朋友也将会进一步获益，不断提升健康水平。

健康中国，必将是防与治两条腿一起走路的。近年来，随着医疗改革进入深水区，政府投入大量财力以解决群众"看病难、看病贵"的问题，使群众小病不出社区，方便就医。其实，从预防医学的角度来看，病后就诊属于第三级的预防，更有意义的举措应该是一级预防，即未病先防。而一级预防的根基就在于群众健康意识的提升，健康知识的普及，健康行为的遵守。农民朋友对健康的需求是日益迫切的，关键是如何将这种迫切需求转化为内在的动力，在预防疾病、保障健康上作出科学的引导。

这也是享受国务院政府特殊津贴专家的郑寿贵主任医师率队编写此套丛书的意义所在。自2008年起，该丛书陆续与读者见面，共计汇编18册。时隔8年，为了让这套农民朋友喜闻乐见的健康读本有更强的生命力，人民卫生出版社特约再版，为此，郑寿贵主任召集专家又进行了第2版修订，丰富了内容，更新了知识点，也保留了图文并茂、直观易懂的优点，相信会继续为农民朋友所喜欢。

呼吁每一位读者都积极参与到健康中国的战略实施中，减少疾病发生，实现全民健康。

浙江省卫生和计划生育委员会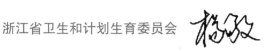

60多年前,世界卫生组织(WHO)就提出了健康三要素的概念:"健康不仅是没有疾病或不虚弱,且是身体的、精神的健康和社会适应良好的总称。"1989年,WHO又深化了健康的概念,认为健康包括躯体健康、心理健康、社会适应良好和道德健康。1999年,80多位诺贝尔奖获得者云集纽约,探讨"21世纪人类最需要的是什么",这些人类精英、智慧之星的共同结论是:健康!

然而,时至今日,"没有疾病就是健康"仍是很多农民朋友对健康的认识。健康意识的阙如,健康知识的匮乏,健康行为的不足,使他们最易遭受因病致贫、因病返贫。

社会主义新农村建设是中国全面建设小康社会的基础。"要奔小康,先保健康",没有农民的健康,就谈不上全国人民的健康。面对9亿多农民的健康问题,我们可以做得更多!

为满足农民朋友对健康知识的渴求,基层卫生专家们把积累多年的工作经验,从农民朋友的角度出发,陆续将有关重点传染病、常见慢性病、地方病、意外伤害等农村常见健康问题编写成普及性的大众健康丛书。首先与大众见面的是该套丛书的重点传染病系列。该丛书以问答的形式,图文并茂,通俗易懂,相信一定会为广大农民朋友所接受。

我们真诚地希望,这套丛书能有助于农民朋友比较清晰地认识"什么是健康""什么是健康行为""常见病如何预防""生了病该如何对待"等问题,从而做到无病先防、有病得治、病后康复,促进健康水平的提高。

拥有健康不一定拥有一切,失去健康必定失去一切!

中国工程院院士 李兰娟

前言

自然界一切生命都离不开它们的生存环境。人们要健康长寿，需要有一个良好的居住环境。近年来，随着我国乡村振兴战略的实施落地，许多新农村出现了"池塘生春草，园柳变鸣禽"的美色美景，然而还有部分乡村居住环境也不容乐观，不仅威胁农村经济的健康持续发展，更威胁人民群众的身体健康，甚至影响子孙后代的生存繁衍。

与城市相比，农村居民的健康意识和自我保健意识相对落后，乱倒垃圾、人畜混居等不良卫生习惯仍然时有发生，农村居民中使用无公害卫生厕所和清洁能源人口比例偏低，对室内污染的危害认识普遍不足。农村环境的"脏、乱、差"现象，造成了部分地区传染病、地方病、人畜共患疾病和室内污染相关疾病的发生。因此，在农民群众中普及居住卫生知识，使农民群众了解居住卫生与健康的关系，提高卫生防病意识，改变不良行为和习惯，对改善农村居住环境，促进乡村振兴战略规划可持续发展，提高农民群众健康水平，具有重大现实意义。本次修订，除了订正原书的疏漏之外，努力吸收了一些热点内容和读者的反馈建议，并继续采用一问一答、图文并茂的形式，用通俗易懂的语言向广大农民朋友介绍居住卫生方面的相关知识，相信该小册子出版对广大农民朋友掌握居住卫生知识，增强卫生防病意识，促进身心健康有所裨益。

本书编写过程中，得到了浙江省卫生系统相关人员的指导和帮助，在此表示衷心的感谢。同时也要感谢一版编者及参考与引用国内同行文献与著作的作者,更要感谢郑寿贵主任在精力欠佳的情况下为完成本书再版所作出的巨大贡献。由于本书内容涉及面广,编著者水平有限,如有纰漏之处,恳请同行专家及广大读者不吝赐教。

编者

2021 年 6 月

目录

一、住宅一般卫生问题

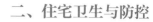

二、住宅卫生与防控

三、家电和居家安全卫生

四、四害及人畜传染病防控

一、住宅一般卫生问题

1. 农村生活环境改善在乡村振兴战略规划实施中的意义

生活环境是指与人类生活密切相关的各种自然条件和社会条件的总体,它由自然环境和社会环境中的物质环境所组成。生活环境按其是否经过人工改造来划分,可分为自然环境和人工环境。人们要健康长寿,需要有一个良好的生存环境,并与之和谐相处。国务院印发《乡村振兴战略规划(2018—2022 年)》,对实施乡村振兴战略第一个五年工作做出具体部署,是指导各地区各部门分类有序推进乡村振兴的重要依据。乡村振兴战略最终目标就是改善农村的生活环境,让乡村农民过上富足、美好、充实的生活,意义重大。

2. 什么是健康住宅

健康住宅是指能够使居住者在身体上、精神上、社会上完全处于良好状态的住宅。我国提出的小康住宅是能基本满足居住者健康,大多数人能接受的经济实用型住宅,其基本条件是:住宅套型面积稍大,配置合理,有较大的起居、炊事、卫生、贮存空间;平面布局设计合理,体现食寝分离、居寝分离的原则,并为住房留有装修改造的余地;房间采光充足,通风良好,隔音效果和照明水平在现有国内基础标准上提高 1 ～ 2 个等级;合理配置成套厨房设备,改善排烟、排油条件,冰箱入厨;合理分隔卫生空间,减少便溺、洗浴、化妆、洗脸的相互干扰;管道集中,水、电、煤气三表出户,增加保安措施,配置电话、闭路电视、空调专用线路;展宽阳台,提供室外休息场所,合理设计过渡空间;住宅区环境舒适,便于治安防范和噪声综合治理,道路交通组织合理,社区服务设施配套等。

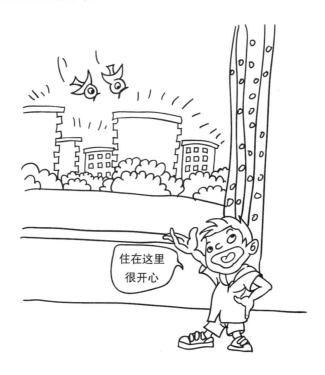

住在这里很开心

3. 影响居住卫生的室外环境主要有哪些

影响居住卫生的室外因素很多,如污染物,包括粉尘、烟雾,工业废气,汽车排放的有害气体等。室外的噪声、生活垃圾、生活污水和交通安全隐患等均会干扰人们的正常生活,造成污染。为此,应提倡农村改厕与生活污水一体化处理理念。开展农村生活垃圾分类和治理,因地制宜选择垃圾资源化利用的模式与技术,有效扼制土壤污染、水体污染以及大气污染,降低环境污染风险,有效防止疾病传播,减少对群众健康的危害。

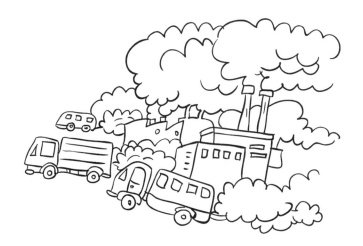

4. 农村住宅卫生有什么要求

2012 年 11 月发布的《农村住宅卫生规范》(GB 9981—2012)规定了农村住宅的卫生要求,对农村住宅的日照指标、采光指标、规模指标、隔音指标都做了具体要求。如日照时间不少于 2 小时,居室净高 2.6 ~ 2.8 米,人均住室面积 8 ~ 10 平方米,卧室噪声白天不大于 40 分贝,晚上不大于 30 分贝等。

5. 农村住宅选址要考虑哪些方面的问题

农村住宅选址要考虑以下内容:要根据村镇规划的统一安排;住宅用地尽量布置在自然条件和卫生条件最好的地段;应选择向阳,地势较高,地下水位较低,不受洪水淹没的地带;地面应有适当的坡度,便于排水。同时应避免建在容易发生自然灾害的地方,特别是不要建在容易发生山体滑坡的地方;山区及丘陵地带的住宅不宜建在风口,以防止寒风侵袭,并要保证有良好的通风和日照;农村住宅应建在大气污染源常年夏季最小风向频率的下风侧,如受条件限制应有足够的防护距离;农村住宅附近应有水质良好,水量充足,便于防护的水源。住宅用地与产生有害因素的乡镇工业、副业、饲养业、交通运输及农贸市场等场所之间应根据《村镇规划卫生规范》规定要求,设置卫生防护距离。

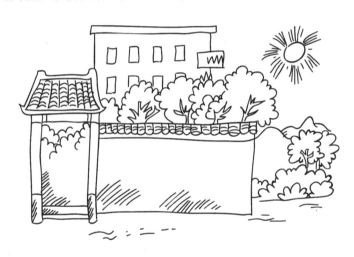

6. 如何合理配置居室用房

住宅中,每户居室应有主室(客厅、卧室等)和辅室(厨房、卫生间等)组成。各居室之间应设计合理,主室应与其他辅室充分隔开,卧室之间也要留有适当间距,卧室应配置最好的朝向;主室和厨房应有直接的采光,厨房和卫生间应有良好的通风,以保证整洁、卫生、舒适、安静。户内若设禽舍,必须与主、辅室充分隔离。农家畜、禽圈养舍应与住宅隔断分开,彼此间不应有空气流通。

7. 农村住宅间距有什么要求

国家对此没有具体规定,农村新建房屋可参照浙江省《村镇规划标准》有关技术规定,居住建筑的日照间距为:南北朝向时,南面的建筑物地面至檐口高度与间距之比,老区不小于1:1,新区不小于1:1.1;东西朝向时,东面建筑物高度与间距之比不小于1:0.8,拆旧建新日照间距不足的要征求四邻意见。四邻同意的,可按实际情况进行审批。相邻采光没有具体规定,一般是以房屋日照时间的长短来认定,以冬至日照时间不低于1小时(房子最底层窗户)为标准。

8. 居室的朝向有什么要求

住宅的朝向对室内的日照和通风有直接影响,对室内小气候和室内自然采光影响也很大。选择的原则是:在节约用地的前提下,使居室在冬季得到尽量多的日照,夏季能避免过多的日

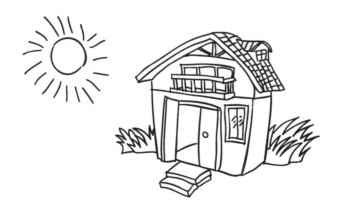

照和有利于自然通风的要求。就我国大部分地区而言,住宅的朝向一般要求坐北朝南。这样门窗面向太阳,既采光充分,又冬暖夏凉。阳光不仅使人心情愉快,有益健康,其中的紫外线还能杀灭空气中的细菌。

9. 居室的净高有什么卫生要求

居室净高是指室内地板到天花板之间的高度。对居住者而言,适宜的净高给人以良好的空间感,净高过低会使人感到压抑。试验表明,当居室净高低于 2.55 米时,室内二氧化碳浓度较高,对室内空气质量有明显影响。《农村住宅卫生规范》规定农村住房净高不低于 2.6 米。

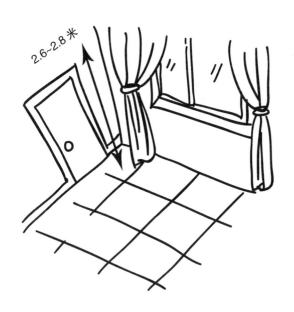

10. 居室面积有什么要求

居住面积是反映居住水平的重要指标。为了保证居室内空气清洁、摆放必要的家具、有足够的活动范围、避免过分拥挤和减少传染病的传播机会，每人在居室中应有一定的面积。达到基本卫生条件的居住面积人均为 8 ～ 10 平方米。健康住宅应达到人均 15 平方米。

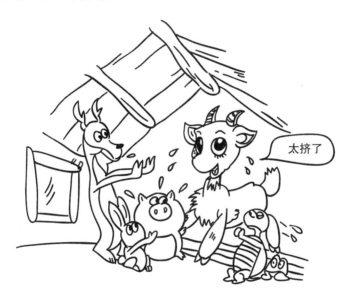

11. 居室温湿度有什么卫生要求

居室温度一般冬天以不低于 13℃，夏天不高于 26℃ 为宜。室温过高，会使体温调节失衡，易引起代谢紊乱；室温过低，会降低人体的代谢功能，易患感冒、咽炎等。相对湿度一般在 30% ～ 70% 之间，过低易引起皮肤、黏膜干裂、出血、呼吸道功能降低。因此,秋冬季等气候干燥季节,可在地上洒些水,或用加湿器增加湿度。

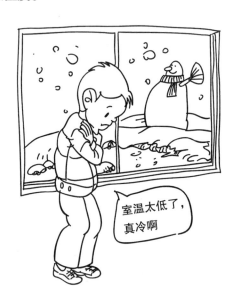

室温太低了,真冷啊

12. 居室的采光有什么卫生要求

合理的采光对机体的生理状况有良好的作用。长期在光线不良的条件下进行紧张的视力工作,可促成近视的发生。农村住宅的采光应满足以下要求:住宅的采光系数主室不小于1.0%,辅室不小于0.5%,窗地面积比值主室应在 1/7～1/6 之间,辅室在 1/10～1/8 之间。

13. 居室的照明有什么卫生要求

居室照明的卫生要求是照度足够。即打开电源后,正常情况下人的视力在很短的时间内能清晰地分辨出被识别物体的大小和形态,照度稳定、分布均匀。光源照度不稳定,时明时暗,容易引起视觉疲劳、目眩等。

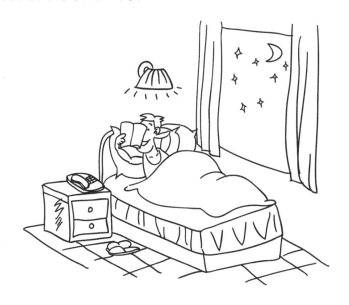

14. 春季对住宅有什么卫生要求

春季乍暖还寒,气温变化多端,是流行性感冒、流行性脑脊髓膜炎等呼吸道疾病多发季节。为了远离各种春季常见病,提高身体免疫力,需高度注意个人及环境卫生。

首先要多开窗户通风,保持家中室内空气流通。在呼吸道传染病流行的季节应减少集会,少去公共场所,外出时戴口罩,公共场所要做好必要的空气消毒。注意个人卫生和防护。养成良好的卫生习惯,饭前便后、打喷嚏、咳嗽和清洁鼻子以及外出归来一定要按规定程序洗手,勤换、勤洗、勤晒衣服、被褥,不随地吐痰。

15. 夏季对住宅有什么卫生要求

夏季由于天气炎热,容易滋生各种蚊子、苍蝇、螨虫等害虫,一定要注意保持房前屋后环境卫生,及时清除水沟积水和周围垃圾,安装纱窗和纱门防蚊。使用空调和风扇前要记得清洗,席子在使用前也要充分清洗然后用太阳曝晒,以杀灭螨虫,房间要定期扫除,尽量能做到一天清一次。夏季也是肠道传染病多发的季节,要把好"病从口入"关,注意个人卫生,饭前、便后、外出回家都要洗手。不饮用受污染的水源,不食用腐败变质的食品。

16. 秋季对住宅有什么卫生要求

秋季气候干燥,空气中缺乏水分的滋润,人易出现鼻咽干燥、声音嘶哑、干咳少痰、口渴便秘等一系列症状,俗称"秋燥症"。"秋燥"不仅使人感觉不舒服,而且还会诱发许多感染性疾病,如感冒、疖肿、鼻炎等。所以在秋季要注意保持室内有一定的湿度,可以用湿毛巾揩室内的家具,用湿拖把擦地等方法增加湿度。同时秋季来临,温度下降,许多家庭会关闭门窗,由于室内环境的相对封闭,日常生活中会不断地积累大量的病菌,宠物的毛皮屑、二手烟及灰尘,生活在这样的环境中,很容易产生哮喘及各种呼吸道疾病。因此,秋季也应保持良好的通风。

17. 冬季对住宅有什么卫生要求

冬天由于气温低、气候干燥,人们活动量少,在居室内度过的时间长,同时居室内的各种取暖设备开始运转,开窗通风的频率也大大降低,很容易造成冬季居室内空气污染严重,从而给自己和家人的健康带来威胁。因此,冬季也应经常开窗通风,晴天至少开 2 个小时以上,阴雨天气最少也要开 1 个小时以上。应经常擦洗室内的家具及摆设,经常清除厨房内的油渍、烟污和排烟器的污垢,经常清洗卫生间,以除去各种污染物和气味,同时还要注意房间加湿。

18. 老年人对住宅有什么卫生要求

老年人房间要空气清新、采光充分。新鲜的空气有利于促进血液循环,提高睡眠质量。因此,应该经常给房间通风换气,以保持室内空气新鲜。居室应向阳,窗户朝南开,室内灯光要尽可能亮一点,防止因光线不足导致老年人摔倒。

为方便老人生活,卧室与厕所的距离不宜太远。室内家具摆设应简单整齐,美观大方,以使用方便为原则,过道不要摆放家具和杂物。

老年人对于噪声比较敏感,噪声严重的话,很容易影响老年人的正常睡眠和休息。老年人应居住在离闹市区一定距离安静的场所,经常检修家具和门窗,防止门窗、用具所产生的噪声,加装窗帘有阻挡和吸收噪声的效果。

19. 儿童对住宅有什么卫生要求

居室环境对儿童健康有很大影响,由于孩子小,身体各器官功能尚不健全,适应能力差。生活环境不好,往往会给孩子带来疾病。因此,家长要尽量使居室环境适合儿童的需要。为了给孩子创造良好的居住环境,要保证以下几方面的要求:首先是常常进行室内卫生清洁,尽量保持空气流通。经常晾晒床品,保持被褥的干燥,减少潜在过敏原。其次,在母亲怀孕前一段时期到儿童早期,应考虑避免新装修及购置新家具等,减少现代装修的污染。还有就是在孩子 6 个月以内尽量母乳喂养,避免父母抽烟对孩子的危害。尽量减少饲养宠物、室内熏香等潜在的儿童疾病诱发因素。

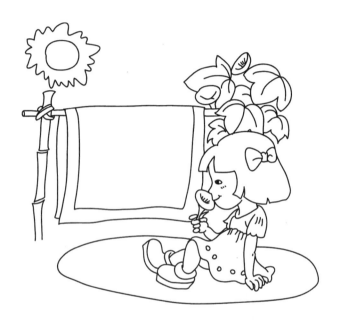

20. 孕妇对住宅有什么卫生要求

保持室内空气清新良好,避免在有装修气味或刚装修过的房间居住,夏天最好是全天开窗通风,即使是冬天,也不能整天关着窗户。居室温度以 20 ～ 22℃、湿度 50% 左右为宜。居室陈设要便于孕妇日常起居,消除不安全因素为原则,家中各种物品的摆放要整齐稳当,以免孕妇碰着、磕着;光滑地面要铺上垫子,以免孕妇摔跤。孕妇房间要保持安静,避免居住在嘈杂环境中,噪声对孕妇和胎儿的危害很大,高分贝噪声可损害胎儿的听觉器官,还可使胎心加快,胎动增加。房间要保持干净,灰尘会吸附大量的铅等有害物质,对孕妇和宝宝不利。避免从事一些对孕妇和胎儿存在一定风险的工作,如接触清洁剂、杀虫剂和溶剂等化学物质和放射性物质,高噪声的工作环境、过重的和容易导致损伤的体力劳动等。

21. 什么是居住环境卫生

自然界一切生命都离不开它们的生存环境。人们要健康长寿,需要有一个良好的居住环境。然而,随着经济的发展和社会的进步,人类生活的文明程度不断提高,人们的工作、学习、娱乐等活动更多地转入室内进行,一些"城市病""现代文明病"的发病率却在逐渐上升,其中室内空气质量差是一个主要因素。据中国室内装饰协会环境检测中心报告显示,我国每年由室内空气污染引起的死亡人数已达 11.1 万人。通常一个人的生命,大部分时间是在居室中度过的,居住环境的好坏,直接影响着人类的健康。

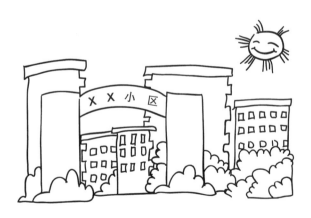

22. 什么是室内污染

室内污染是指由于室内引入能释放有害物质的污染源或者室内环境通风不佳导致室内中有害物质无论数量还是种类上不断增加，引起人们的一系列不适应症状的现象。人类至少 70% 以上的时间在室内度过，尤其是婴幼儿和老弱病残人群在室内的时间更长。但是室内空气污染物的浓度一般是室外污染物浓度的 2 ～ 5 倍，在某些情况下是室外污染物的几十甚至上百倍。室内环境污染已成为继 18 世纪工业革命带来的煤烟污染（第一代污染）和 19 世纪石油和汽车工业发展带来的光化学烟雾污染（第二代污染）之后的，由 20 世纪中叶开始，21 世纪还在继续的第三代污染。

23. 室内污染的主要来源有哪些方面

室内污染主要来源于以下几个方面：室外污染气体侵入室内；因人体呼吸、新陈代谢等活动产生的污染；因烹调、燃烧而生成的有害物质，包括吸烟等；室内装修材料及生活日用化工产品

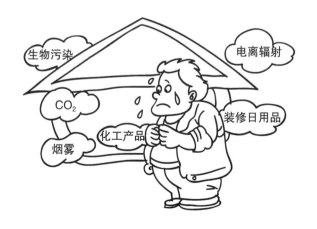

中释放出来的有害气体;室内生物性污染;家用电器释放出有害气体及电磁辐射等污染。室内污染按照种类可以分为:挥发性有机污染物,如甲醛、苯等,无机污染物,如氨、臭氧等,可吸入性颗粒物,生物性污染物,如细菌、真菌、病毒等,放射性污染物,如氡等。

24. 室内污染与健康有什么关系

室内空气质量与人体健康有密切关系。据统计,全球近一半人处于室内污染中。世界卫生组织 2014 年一份报告显示:全球有 400 多万人因使用固体燃料烹调造成室内空气污染所致疾病而过早死亡。由肺炎导致的五岁以下儿童过早死亡中,50%以上是因为吸入了室内空气污染带来的颗粒物。世界卫生组织

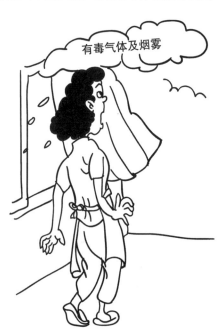

有毒气体及烟雾

也将室内空气污染与高血压、胆固醇过高症以及肥胖症等共同列为人类健康的 10 大威胁。据统计,室内环境污染已经引起 35.7% 的呼吸道疾病,22% 的慢性肺病和 15% 的气管炎、支气管炎、肺癌。

25. 如何判断是否存在室内空气污染

世界卫生组织发布的室内环境空气污染症状主要有以下几个方面:眼睛,尤其是角膜、鼻黏膜及喉黏膜有刺激症状;嘴唇等黏膜干燥;皮肤经常生红斑、荨麻疹、湿疹等;容易疲劳;容易引起头疼和呼吸道感染症状;经常有胸闷、窒息样的感觉;经常产生原因不明的过敏症;经常有眩晕、恶心、呕吐等感觉,就说明室内空气已存在污染。

26. 霉菌有哪些危害

霉菌是一种能够在温暖和潮湿环境中迅速繁殖的微生物。霉菌是丝状真菌的俗称,意即"发霉的真菌"。在潮湿温暖的地方,很多物品上长出一些肉眼可见的绒毛状、絮状或蛛网状的菌落,即"长霉"或"发霉",那就是霉菌。

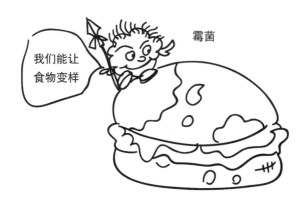

霉菌广泛存在于空气、食品中,当水分、温度合适时,霉菌就可以生长繁殖,引起食物、墙面、衣服、物品的发霉。有一些霉菌还可以产生霉菌毒素。人食用了霉变的食物,轻则引起呕吐、肠胃炎等症状,重则可引起慢性危害和致癌作用。霉菌还可以直接在人体内繁殖,引起霉菌性肺炎、霉菌性阴道炎等疾病。此外,霉菌还可引起过敏性疾病,如支气管哮喘、皮炎等。

27. 霉菌易在室内哪些场所滋生

通风条件不好的卫生间和厨房;发生过水浸或漏水的房间;渗水的房屋墙体、地毯和地板下面;空气不流通或潮湿的箱柜和房间;发霉或潮湿的吊顶、地毯或其他装饰材料。

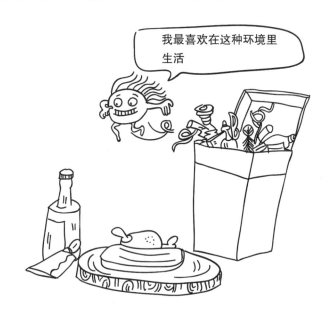

28. 如何防止霉菌污染

霉菌怕光、怕氧、怕冷、怕燥。针对霉菌的这些特点,可以采取如下综合性防霉措施:一是曝晒,阳光中的紫外线能杀灭或抑制霉菌生长,因此,把易霉的东西放在阳光下晒,霉菌就无法生存。二是经常开窗,保持室内空气流通,可以使室内霉菌数量减少。三是保持居室干爽。四是把易霉变的东西放在冰箱里,可达到防霉的效果。

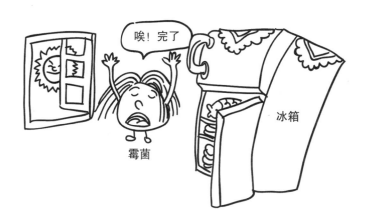

29. 尘螨对人体有什么危害

尘螨是螨虫的一种,属于节肢动物,其成虫的大小为 0.2～0.3 毫米。尘螨易在潮湿、阴暗、通风条件差的环境中孳生,其生长发育的最适温度为 25℃±2℃,相对湿度为 80% 左右。因此一般在春季大量繁殖,秋后数量下降。

尘螨是常见人体致敏原中最重要的一种。尘螨的致敏作用,最典型的是诱发哮喘。患过敏性皮炎的患者有相当一部分是由螨虫引起的,同时还可以引起过敏性鼻炎、慢性荨麻疹等。螨虫对新生儿和儿童所带来的病痛和不适,甚至可能伴随终身。

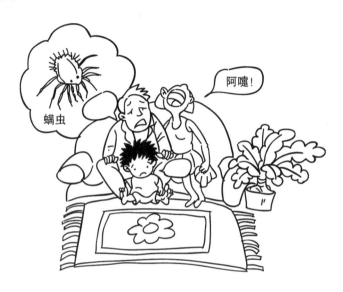

30. 尘螨主要隐藏在居室的哪些地方

尘螨普遍存在于人类居住和工作的环境中,尤其在室内潮湿、通风不良的情况下,床垫、被褥、枕头、地毯、窗帘、沙发等纺织品中极易滋生,甚至陈米、陈面、尘土、药品、宠物、野生动物以及鸟类的体内也是它们的藏身之处。近年来,家庭装饰装修中广泛使用地毯、壁纸和各种软垫家具,特别是空调的普遍使用,为尘螨的繁殖提供了有利的条件,这也是近年来室内尘螨剧增的原因之一。

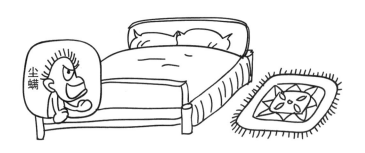

31. 如何防止尘螨的危害

经常开窗通风,降低室内相对湿度。平时要勤打扫除尘,一年四季(特别是在温暖潮湿的夏季)对易滋生螨虫的地毯(在一般情况下,以尽量不铺地毯为宜)、沙发、枕套、床单、毛衣等应当勤洗、勤晒,阳光曝晒能够杀死螨虫。在寒冷的冬季,可以勤洗、勤冻,低温环境可以冻死螨虫。陈米、陈面可进行曝晒和冷冻,食品、药物应当冷藏。提倡少养或不养宠物,如果家中养有宠物(包括鸟类),要勤给宠物清洗、消毒。

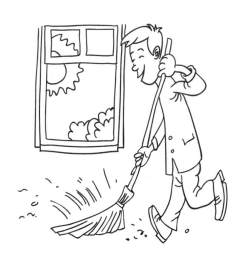

32. 室内主要有哪些化学性污染

我国农村化学性污染物主要来自煤和生物燃料燃烧和吸烟,其次来自装修、家具、厨房的油烟等。污染物主要包括二氧化硫、可吸入性颗粒物、氮氧化物、甲醛、苯系物、一氧化碳、二氧化碳、氨、铅、砷等。其特点是其分子量大于空气的平均分子量,污染气体大部分会聚积在地表 1 米以内。在白天室内空气中,成人呼吸带一般大于 1 米,而儿童呼吸带正处于该区域中,儿童和老人在室内呆的时间较长。夜晚,因门窗关闭污染物封闭在室内,同时人睡眠时呼吸带降到半米左右,正好处于污染气体集中区域内。因此,化学性污染特点是对儿童、老人的危害较对成人大,在夜晚对人体的危害较在白天大。

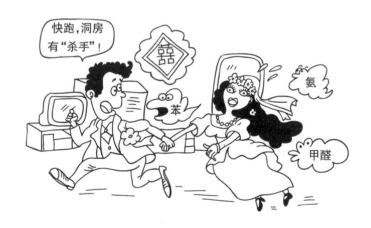

33. 造成室内污染的甲醛是什么东西

甲醛是一种无色气体,具有强烈刺激气味,是家庭装修中最常见的污染物。甲醛是具有较高毒性的化学物质,它的毒性主要体现在强烈刺激人的眼睛、皮肤、呼吸道黏膜等,吸入高浓度甲醛时可以诱发支气管哮喘。长期接触甲醛,会导致人体免疫功能异常、肝损伤及神经中枢系统受到损害,并可导致胎儿畸形、白血病、慢性呼吸道疾病、女性月经紊乱、急性精神抑郁症、鼻咽癌等。2004年,世界卫生组织发布的第153号公报中指出,甲醛具有很高的致癌性。在我国有毒化学品优先控制名单上,甲醛高居第二位,被列为高毒化学品。

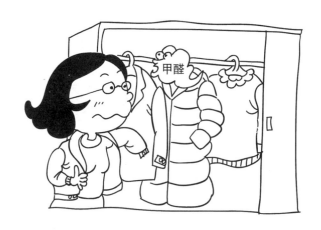

34. 甲醛污染主要来自哪里

甲醛主要来源于人造板、塑料壁纸和涂料中大量使用的黏合剂。其中以人造木质板材的甲醛含量最高。甲醛还可来自化妆品、清洁剂、杀虫剂、纺织品、吸烟等。一般新装修的房子其甲醛的含量可超标6倍以上,个别则有可能超标达40倍以上。甲醛污染的特点是低浓度致毒、持续时间长、污染源广泛。

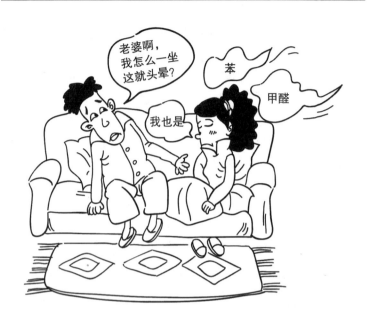

35. 如何减少室内甲醛的污染

　　甲醛在室内环境中的含量和房屋的使用时间、温度、湿度及房屋的通风状况有密切的关系。房屋的使用时间越长,室内环境中甲醛的残留量越少;温度越高,湿度越大,越有利于甲醛的释放;通风条件越好,建筑、装修材料中甲醛的释放也相应越快。因此,装修好的房间要充分通风换气。在装修设计方案上,尽量控制人造板材使用量。在室内装饰材料选择上,严格按照国家标准选择合格的室内装饰装修材料。施工上,使用品质较好的封闭剂、油漆等,对切割加工的人造板材进行严格的封闭处理。家具选购上,购买符合国家标准的家具,索要家具使用说明书或承诺达到国家相关的环保标准书面材料。

36. 造成室内污染的苯系物是什么东西

　　苯系物一般指苯、甲苯、二甲苯,均为无色、易挥发、有特殊芳香味的液体,其中以苯的毒性最大。苯被国际癌症研究中心确认为高致癌物质,吸入或经皮肤吸收均可引起中毒。苯系物主要影响造血功能和神经系统,对皮肤也有刺激作用。医学研究证明,室内空气中苯系物污染,对人体的造血功能危害极大,是诱发新生儿再生障碍性贫血和白血病的主要原因。近几年儿童白血病发病率明显提高可能与之有关。

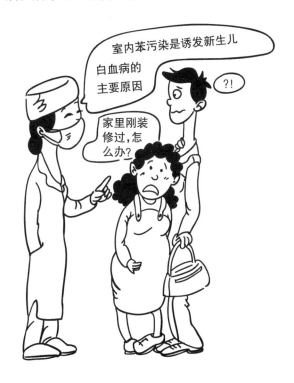

37. 苯系物的主要来源是什么

苯系物主要来源于建筑材料的有机溶剂、各种油漆的添加剂和稀释溶剂、防水材料的添加剂、胶粘剂、吸烟产生的烟雾、空气消毒剂和杀虫剂的溶剂以及进入室内的汽车尾气等。一般苯系物超标最重的是居室内的客厅与卧室,厨房是其次,卫生间超标最轻。

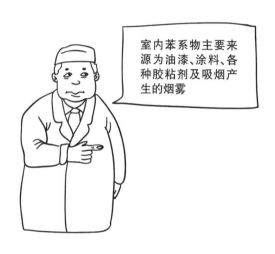

室内苯系物主要来源为油漆、涂料、各种胶粘剂及吸烟产生的烟雾

38. 如何减少室内苯系物的污染

装修中应采用符合国家标准的污染少的装修材料,这是降低室内空气中苯含量的根本。房屋装修、选购家具时,建议消费者要依据国家标准选购获得国家环境标志产品标志的装饰材料。对没有国家环境标志产品标志的装饰材料,购买时要注意查看产品的检测报告。应尽量选择环保型的家具,比如实木材料,尽可能避免或者少用胶粘剂类产品,选用正规厂家生产的油

漆、胶和涂料、胶粘剂,选用无污染或污染较少的水性材料,以控制苯系物等污染物的产生。

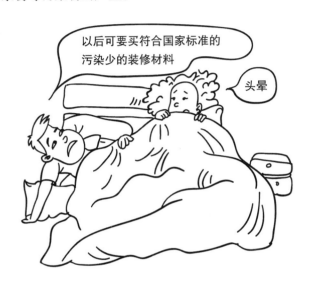

39. 室内氨污染的来源与危害

　　氨主要来源于建筑施工中使用的混凝土外加剂,家里存放的氮肥、复合肥分解也会产生氨。氨是一种无色的强烈刺激性臭味的气味,对人体的上呼吸道有强烈的刺激和腐蚀作用,导致人体免疫力下降。短期内吸入大量氨气后会出现流泪、咽痛、声音嘶哑、咳嗽、痰带血丝、胸闷、呼吸困难,伴有头晕、头痛、恶心、呕吐、乏力等症状,严重者会出现肺水肿或呼吸窘迫综合征,同时发生呼吸道刺激症状。

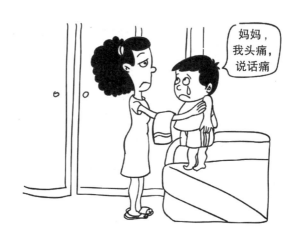

40. 如何减少室内氨的污染

首先限制并尽量减少会引起氨污染的混凝土外加剂是降低室内氨污染最重要方法,其次是可多开窗通风,以尽量减少室内空气的污染程度。

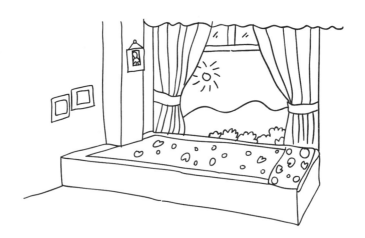

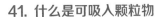

41. 什么是可吸入颗粒物

空气动力学直径小于或等于 10 微米的颗粒物,称可吸入颗粒物,又称 PM10。粒径小于 2.5 微米的颗粒物为 PM2.5,其不仅是可吸入颗粒物,还是可入肺颗粒物。可吸入颗粒物可以被人体吸入,沉积在呼吸道、肺泡等部位从而引发疾病。颗粒物的直径越小,进入呼吸道的部位越深。直径 10 微米的颗粒物通常沉积在上呼吸道,直径 5 微米的可进入呼吸道的深部,直径 2.5 微米以下的可深入到细支气管和肺泡。我国规定,室内可吸入颗粒物最高容许浓度为 0.15 毫克 / 立方米。

42. 可吸入颗粒物有什么危害

可吸入颗粒物是公认的人体健康的杀手,尤以 PM2.5 对人的健康危害最大。可吸入颗粒物的比表面积较大,通常富集各种重金属元素,如砷、铅、铬等,以及多环芳烃、二噁英、挥发性有机物等有机物,这些多为致癌物质和基因毒性诱变物,危害极大。可吸入颗粒物还具有较强的吸附能力,是多种污染物的"载体"和"催化剂",有时能成为多种污染物的集合体,是导致各种疾病的罪魁祸首。粒径 1 微米的固体颗粒 80% 会富集于肺泡上,沉积时间可达数年之久,可引起肺部组织慢性纤维化,使肺泡的切换功能下降,导致肺心病、心血管病等疾病。可吸入颗粒物中含有的有毒有机物质被肺泡吸收后,可直接进入血液循环,输送至全身,导致其他器官病变。

43. 如何减少可吸入颗粒物危害

由于室内可吸入颗粒物污染的主要来源是室内污染物,烧煤和生物性燃料是污染主要来源,因此控制室内污染源是降低室内污染的首要措施。提倡使用清洁燃料,减少烹饪油烟,鼓励农村居民使用液化石油气、沼气、厨房电器烹饪食品,并安装抽油烟机。吸烟也是室内悬浮颗粒物的重要来源,吸烟者不要在室内吸烟,也可以适当养些绿色花草以吸附室内灰尘。

44. 如何减少室内铅的危害

农村住宅中的铅主要来源于含铅涂料的使用以及室内煤制品的燃烧。铅是对人体极为有害的重金属元素,尤其对儿童的危害更大。儿童的神经系统对铅毒特别敏感。铅毒对儿童的损伤初期可能没什么症状,随着铅毒在体内逐渐积累,慢慢使体格生长及智能发育受到危害,甚至造成大脑整合、协调功能紊乱。

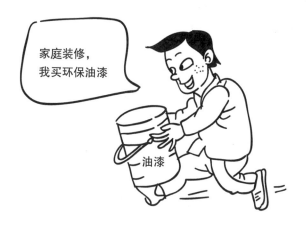

装修中尽量选用环保油漆,即使用普通漆,也要选颜色淡一点的,才能最大限度降低铅污染。注意生活用品及室内的清洁,经常清洗儿童玩具,及时除尘,减少与尘土的接触。注意开窗通风,特别是以煤作为燃料的家庭。

45. 吸烟会对室内造成什么污染

　　吸烟是室内主要的污染源之一。烟草燃烧产生的烟雾,主要成分有一氧化碳、烟碱(尼古丁)、焦油,以及含砷、镉、镍、铅等的物质,总共约 3000 多种。其中具有致癌作用的有 40 多种。吸烟是肺癌的主要病因之一,全世界每年死于肺癌者高达 100 万人,其中 90% 患者是由吸烟直接引起的。流行病学调查显示,吸烟者家庭中儿童呼吸道症状显著增加,丈夫吸烟的非吸烟妇女肺癌发病率明显增加。

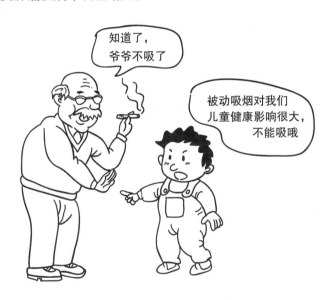

46. 烟草中的尼古丁和焦油对人体有什么危害

　　尼古丁是吸烟者令人产生依赖成瘾的主要物质之一。

　　焦油中约含有数千种有机和无机的化学物质,其中至少有

17 种是确定致癌物,能诱发人体细胞突变,抑制人体免疫功能的发挥。焦油除了有致癌风险外,还能作用于血管管壁,加速血管硬化,对于脑血管和心血管更加敏感,近些年来,心脑血管疾病是影响人们健康的重要影响因素,这与吸烟有着密切关系。

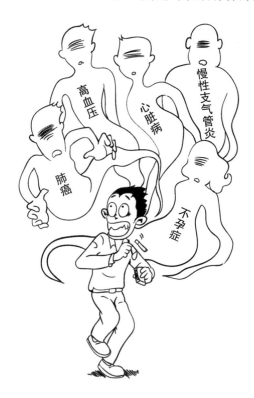

47. 室内放射性污染有什么危害

放射性元素的原子核在衰变过程放出 α、β、γ 射线的现象,俗称放射性。由放射性物质所造成的污染,叫放射性污染。

房基土壤、建筑和装饰材料特别是石材和瓷砖等都有可能产生氡和 γ 射线,可对室内造成放射性污染,另外吸烟和燃煤也有造成室内放射性污染的可能。放射性物质可通过呼吸系统、皮肤伤口及消化道吸收进入体内,引起内辐射,γ 射线可穿透一定距离被机体吸收,使人员受到外照射伤害。形成放射病的症状有疲劳、头昏、失眠、皮肤发红、溃疡、出血、脱发、白血病、呕吐、腹泻等。有时还会增加癌症、畸变、遗传性病变发生率,影响几代人的健康。一般来讲,身体接受的辐射能量越多,其放射病症状越严重,致癌、致畸风险越大。

48. 室内的氡是一种什么东西

氡是一种自然界存在的无色无味放射性惰性气体,广泛存在于房基土壤、建筑装饰材料中,易通过呼吸系统进入人体体内。科学研究发现,氡对人体的辐射伤害占人体所受的全部环境辐射中的 55% 以上,其诱发肺癌的潜伏期大多都在 15 年以上,世界上有 1/5 的肺癌患者与氡有关。研究表明,对于非吸烟

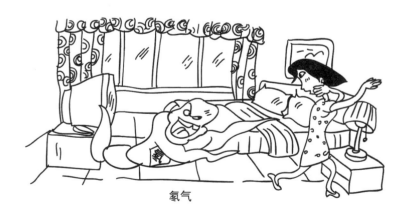

氡气

者,氡污染已成为诱发肺癌的最主要危险因素。氡已成为除吸烟以外引起肺癌的第二大因素。室内装饰不用或少用天然石材,不在室内抽烟,做好室内的通风换气,都是降低室内放射性浓度的有效方法。

49. 什么叫室内电磁污染

电场和磁场的交互变化产生电磁波。电磁波向空中发射或传播形成电磁辐射(也叫电离辐射)。过量的电磁辐射就造成了电磁污染。电磁辐射可对人体有以下影响:电磁辐射可对人体生殖系统、神经系统和免疫系统造成危害;电磁辐射可诱发流产、不育、畸胎等病变;过量的电磁辐射直接影响大脑组织发育、骨髓发育,导致肝病,视力下降,严重者可导致视网膜脱落;电磁辐射可使男性性功能下降,女性内分泌紊乱,月经失调。

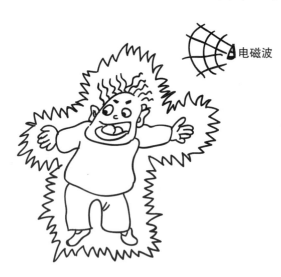

电磁波

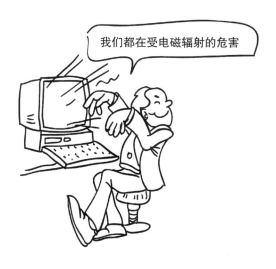

我们都在受电磁辐射的危害

50. 室内电磁污染主要来源有哪些

室内电磁污染主要来源于家用电器的使用。现代科学研究发现,各种家用电器和电子设备在使用过程中会产生多种不同波长和频率的电磁波,这些电磁波充斥空间,对人体具有潜在危害。在家用电器中,电磁辐射危害较大的有电吹风、微波炉、电磁炉、电视机、电脑、电热毯等。

51. 如何减少电磁污染

加强房间通风是减少电磁辐射、避免发生电磁污染最为简易实用的方法。避免把家电摆放得过于集中,同时注意不要长时间使用。家电中电吹风的电磁辐射量最大,建议在使用电吹风时,应保持正确的使用方法,如开启和关闭时应尽量离头部远一些,最好将电吹风与头部保持垂直角度,并避免连续长时间的使用。彩电与人距离应在 2 米以上,微波炉在开启后要至少离

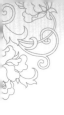

开 1 米远。特殊人群如孕妇,如要长时间操作电脑的,特别是怀孕初 3 个月的孕妇,最好穿上防电磁辐射的服装。

52. 室内噪声对人体有什么影响

凡是妨碍到人们正常休息、学习和工作的声音,以及对人们要听的声音产生干扰的声音,都属于噪声。室内噪声损害听力,加速听觉功能的衰退,严重可发生持续性的听力损失。干扰休息和睡眠,影响工作和学习。噪声可以导致心律变化、心肌损伤、心电图异常,甚至引起心律失常、心肌梗死、冠心病等。噪声可引起神经系统功能紊乱,出现精神障碍。此外,室内噪声对儿童的身心健康影响更大,不仅可损伤听觉器官,对智力发育和身体发育都有影响。我国居民区噪声卫生标准最高限值白天为 55 分贝,夜间为 45 分贝。

53. 如何减少噪声的危害

推行农村小康住宅,合理规划各类功能区,加强执法,综合采用噪声控制技术降低交通噪声是控制室内噪声重要措施。另外,家庭尽量不要把家用电器集于一室,尽量避免各种家用电器同时使用,严格控制家用电器和其他发声器具的音量,改善门窗隔声性能也是降低噪声重要途径。对于暴露于噪声环境的家庭成员应多补充氨基酸和维生素,尤其是水溶性维生素。

54. 化肥、农药放在居室内为什么不好

化肥在存放过程中会散发出气体,污染室内空气,尤其是氮肥所散发的氨气具有刺激性,会引起急性或慢性呼吸道疾病。长期吸入化肥污染的空气,还会导致肝、肾、脑、心脏、骨髓等器官的损害。

农药是一类对人体具有极大危害的有毒化学物质,农药在存放过程中会释放出有毒气体,人体长期吸入会造成人体慢性损害:一会导致身体免疫力下降;二可能致癌;三是加重肝脏负担;四会导致胃肠道疾病。所以,农药存放在居室无疑给自己家里安放了一个"定时炸弹",应该放在相对独立的储存间里。

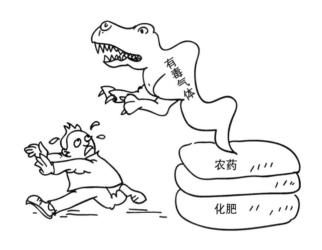

55. 家用杀虫剂对人体有害吗

家庭用卫生杀虫剂是指用来预防或杀灭蚊、蝇、蟑螂、螨虫等害虫的药剂。主要有蚊香、烟片剂、气雾剂、饵剂等。其主要成分大多是拟除虫菊酯类化合物,如丙烯菊酯、氨菊酯、氯菊酯等。毒性为低毒或中等毒。有关实验证实,长期过量吸入杀虫剂的气雾会损伤肝脏、肾脏、神经系统、造血系统。尤其对正处于发育时期的儿童危害更大。不仅如此,现在市场上还有一类杀虫气雾剂采用毒性相当高的苯及其同系物作溶剂,长期接触这些辅剂,会损害造血系统,甚至有诱发白血病的潜在危险。

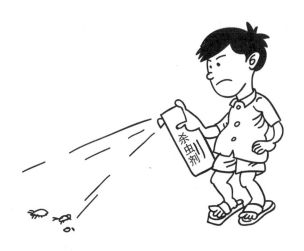

56. 如何正确使用家用杀虫剂

消费者在购用杀虫药剂时,应保持足够的警惕,首先要节制使用,适可而止,可不用时坚决不用;其次是喷洒杀虫剂后,立即离开现场,半小时之后打开门窗通气,等充分通气之后,方可进入;再次是对大脑发育还未完善的婴幼儿及儿童绝对不能接触任何杀虫药剂,以免对大脑发育造成不良影响。在厨房使用杀虫剂时切勿污染食品和炊具。不要在使用明火的厨房和开动洗衣机的厕所内使用,以免引起火灾。

57. 家用清洁剂对人体有害吗

家用清洁剂包括洗衣粉、肥皂、洗衣液、洗洁精、厨房油烟净、洁厕灵等。洗涤用品中所含的表面活性剂、助洗剂及其他的化学添加剂能破坏皮肤表面的油性保护层,对皮肤造成腐蚀和伤害,使皮肤发痒、过敏。洗衣粉中荧光粉可损害人体的肝功能,并有潜在致癌作用。

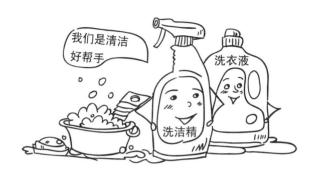

58. 如何正确使用家用清洁剂

　　家用清洁剂使用应注意以下方面:注意减少家用清洁剂进入人体的剂量。如洗衣粉浓度不宜过高,用洗洁精洗碗筷、蔬菜水果应用清水漂洗干净,最好在水龙头下用流水冲洗;慎用荧光增白洗衣粉和加酶洗衣粉;不要用洗衣粉洗婴儿内衣和尿布;不要将不同性质的化学清洗剂混合使用,否则极易产生有毒气体,导致中毒。比如含氯的消毒清洁剂与含酸的清洁剂混用,会产生有毒的氯气。

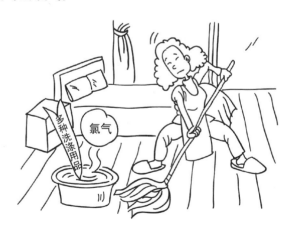

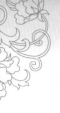

59. 乱倒垃圾有什么危害

乱倒垃圾有下列危害：影响村容村貌，危害农民群众身体健康；侵占了农村的大量土地，并成为苍蝇、蚊虫和病原体孳生的场所；有害物质随垃圾渗滤液进入环境，造成土壤和水体的污染，同时还会释放出大量有毒有害气体，造成大气污染；大量塑料袋、废金属等难以降解的物质直接填埋或遗留土壤中，严重污染土壤，影响农作物生长，甚至造成更大危害。因此，农村生活垃圾污染问题已成为影响农民生产、生活，农村城镇化建设和可持续发展的重要因素。

60. 为什么要强调垃圾分类

垃圾分类指按一定规定或标准将垃圾分类储存、分类投放和分类搬运，从而转变成公共资源的一系列活动的总称。垃圾分类目的是为了将废弃物分流处理，回收利用回收品，包括物质利用和能量利用，填埋处置暂时无法利用的无用垃圾，从而达到减少占地、降低环境污染、变废为宝的目的。浙江省地方标准《农村生活垃圾分类管理规范》是我国首个以农村生活垃圾分类处理为主要内容的省级地方标准。将农村生活垃圾分为易腐垃圾、可回收物、有害垃圾和其他垃圾四类。浙江省金华市也发布了《金华市农村生活垃圾分类管理条例》将生活垃圾进行二次分类：村民以是否易腐烂为标准，将生活垃圾初步分为会烂和不会烂两类，分别投放至相应的垃圾收集容器内，垃圾分拣员对不会烂垃圾，以能否回收和是否有害为标准进行二次分类，细分为可回收物、有害垃圾和其他垃圾，分别投放至规定的收集容器内或者集中存放点。

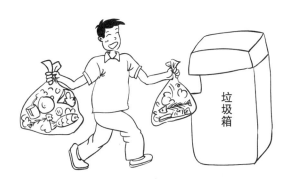

61. 为什么居室垃圾要及时清理

垃圾长时间放在室内,会腐烂、发酵,产生氨、硫化氢、沼气等有毒有害气体,污染居室空气;垃圾是细菌、蚊蝇等有害生物良好的滋生场所,长时间放置,有害生物容易滋生;垃圾中的重金属污染室内环境,会损害人体健康,特别对儿童危害更大。

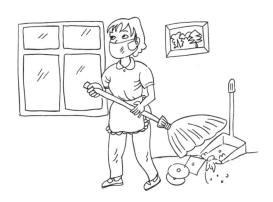

62. 乱排生活污水有什么危害

我国农村生活污水有量大、来源杂、分散度高、处理率低、增长快等特点。据测算,全国农村每年产生生活污水 80 多亿吨,而 96% 的村庄没有排水渠道和污水处理系统,农村生活污水的无序排放,已成为农村环境的重要污染源,严重污染了农村地区居住环境。生活污水直接排放造成农村大部分地区河、湖等水体普遍受到污染,饮用水水质安全受到严重威胁,直接危害农民的身体健康,极易造成部分地区传染病、地方病和人畜共患病的发生与流行。

63. 如何控制卫生间的污染

卫生间是容易产生污染的场所。人的排泄物、洗涤的脏水、清洁消毒的化学品、燃气热水器的废气是污染的主要来源。卫生间的臭气、异味是由硫化氢、甲硫醇、氨、吲哚等有害物质组成的,它们都是家庭污染的"隐形杀手"。卫生间的环境密闭、湿度大、空间小,也为致病细菌、霉菌、螨虫及蚊蝇等有害生物创造了有利的滋生条件。

保持卫生间通风良好,排水通畅,确保将臭气和污水排除干净;卫生间不要集中放置过多的清洁剂等化学用品;卫生间的使用功能不宜盲目扩大,以避免延长在卫生间的停留时间。

64. 什么是无害化卫生厕所

户厕标准是厕所有墙、有顶、无渗漏、不污染环境,粪便及时清除并进行无害化处理,厕所独立,内部清洁,无蝇蛆,基本无臭。凡符合以上条件的厕所称无害化卫生厕所。目前常用的有三格化粪池厕所、通风改良坑式厕所、双瓮漏斗式厕所、沼气池厕所。

65. 什么是三格化粪池厕所

三格化粪池厕所是将粪便的收集、无害化处理在同一流程中进行。粪便经三格化粪池储存、沉淀发酵，能较好地起到杀灭虫卵及细菌的作用。三格化粪池主要由便池蹲位、连通管和三个相互连通的密封粪池组成。其中第一池主要起截留粪渣、发酵和沉淀虫卵作用；第二池起继续发酵作用；第三池主要起发酵后粪液的贮存作用。根据三个小池的主要功能依次命名为截留沉淀与发酵池、再次发酵池和储粪池。三格化粪池厕所是将粪便的收集、无害化处理在同一流程中进行，具有结构简单易施工、流程合理、价格适宜、卫生效果好等特点。

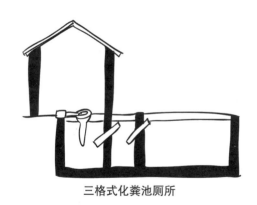

三格式化粪池厕所

66. 什么是通风改良坑式厕所

通风改良坑式厕所是我国西北地区推广的一种卫生厕所类型。该厕所对于干旱少雨、气候干燥地区具有较强的实用性。通风改良坑式厕所主要有厕坑、蹲台板、通风管和地上部分组成。该厕所可在自然条件下，使粪便长期酵解后成为腐殖质，病原微生物、寄生虫卵逐渐被杀灭,达到粪便无害化。该厕所通风、防蝇、防臭效果好,技术简单,造价低廉,便后不需水冲洗,能较好地满足卫生的要求,适用于我国西北部少雨干旱地区。

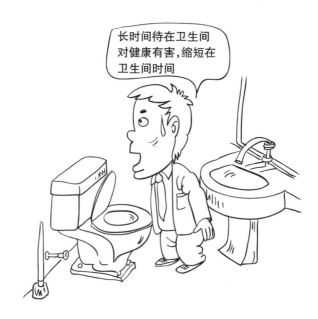

67. 什么是双瓮漏斗式厕所

双瓮漏斗式厕所主要由漏斗形便器、前后两个瓮形储粪池、连通管、后宽盖和厕室组成。双瓮漏斗式厕所主要适用于土层厚,雨量中等的温带地区。在我国主要是淮河流域,黄河中、下游及华北平原。在干旱少雨的西北、西南地区也有不少推广使用者。因结构简单、造价低,取材方便,堆肥和卫生效果好,环境改善,蝇蛆密度下降,肠道传染病发病明显减少,很受欠发达农村群众欢迎。

68. 什么是沼气池厕所

沼气发酵池厕所简称为沼气池厕所,适用于我国黄淮河及秦岭以南的农村地区。推广沼气池厕所切断了粪便传播肠道传染病和寄生虫病的途径,减少和控制了随意排放粪便对环境的污染,是一项能源、卫生、肥料的综合建设,沼液、沼渣能用于家庭养殖业和肥田,一举多得,效益显著。

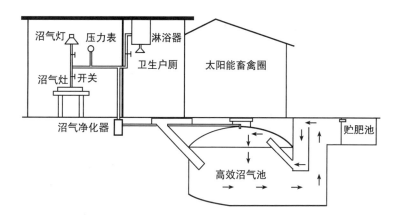

农村家用沼气池、厕所的沼气池以水压式沼气池为基本结构,其地下部分主要有蹲位、进粪管、进粪(料)口、沼气池(由发酵池与贮气间组成)、水压间(出料池)、储粪池几部分组成。在厕所蹲位安装便器,坐(蹲)便器上设盖,下端接进粪管。在进粪管远端再接一分叉,可与猪圈、鸡窝(鸡粪水分少应加少量水冲入)相连以作为禽畜粪便进口,经进粪(料)管口进入沼气池,即成为三连通式沼气厕所。出料池主要是储存处理后的粪液。

69. 人、畜粪便管理不当有什么危害

全球已知人畜共患病达 200 多种,其中我国有 100 多种,比如血吸虫病、肝吸虫病以及人感染高致病性禽流感等,都是人畜共患病,与人、畜粪便管理不当有关。人、畜粪便中含有大量病原微生物。如果我们饮用的水源、食物、餐具等受到这些病原微生物的污染,就可能造成肠道传染病的暴发流行。

70. 如何实现农村粪便无害化管理

有条件的村镇可以建立污水、粪便无害化处理系统,人和畜禽粪便集中收集进行无害化处理;以农户为单位建设卫生厕所,卫生厕所关键是要使粪便经过发酵,达到杀灭病原微生物和寄生虫卵的目的;对没有卫生厕所的农户,一定要有固定的场所,认真做好堆肥发酵工作。对发酵地点要定期进行消毒杀虫,以减少对环境的污染。

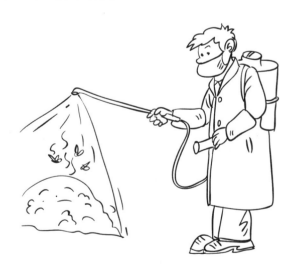

71. 控制室内污染的主要措施有什么

控制室内污染源是减少和消除室内污染根本途径。通风换气、改造灶具和取暖设备、使用清洁能源是减少室内污染的有效途径。用来点缀居室环境的绿色植物是净化室内空气的一件利器。吸烟是室内空气污染的来源之一,减少吸烟对于控制室内化学污染物的浓度也有着重要的作用。

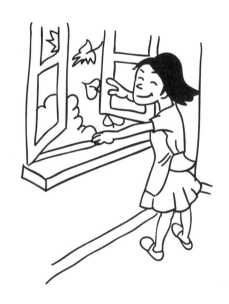

72. 为什么说通风换气是降低室内污染的有效方法

开窗通风可保持室内空气新鲜流通,能促进人体新陈代谢,显著减少病菌的数量。开窗通风能减少室内空气污染,新鲜空气的进入可将室内污染物冲淡,有利于室内污染物的排放,还有助于装修材料中的有毒有害气体尽早地释放出去。开窗通风有利于保持室内空气新鲜,有效稀释人体正常呼吸产生的二氧化碳浓度,保持正常氧气含量,避免因氧气的缺乏而表现出头晕、头痛、心慌、疲乏、血压升高等症状。开窗通风能够把对人体有益的负氧离子引到屋里来,能够改善人体免疫系统、呼吸系统以及中枢神经系统的功能。

73. 室内如何进行通风换气

在室内外温度相差 20℃的情况下,一个 80 立方米的房间彻底换气需要 9 分钟时间;如果室内外温度相差 15℃,则开窗时间需要 11 分钟;如果温差无法准确掌握,则开窗 30 分钟就足够了。开窗时间以上午 9:00—11:00 或下午 2:00—4:00 为佳。因为这两个时段内,气温已经升高,沉积在大气底层的有害气体已经散去,开窗换气效果较好。当然,开窗通风时风速不宜过快,以人体不会感觉空气在明显流动为准。但要注意,家中有老人的时候,不适宜长时间通风,防止由此诱发的面瘫和脑卒中,室外空气污染很严重时,也不要开窗通风。

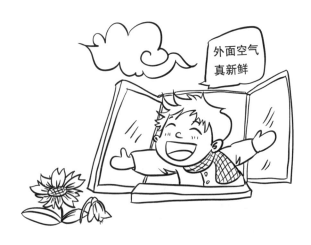

外面空气真新鲜

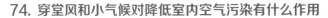

74. 穿堂风和小气候对降低室内空气污染有什么作用

人体呼吸产生二氧化碳,二氧化碳在居室的容许浓度为 1.0‰,良好的通风是室内空气清新的重要保证。有专家做过实验,早上打开居室门窗,如果有穿堂风,2～8 分钟室内空气可达卫生标准,若无穿堂风,则需 40～60 分钟才能达标。可见穿堂风对减轻室内污染的重要性(在降低二氧化碳的同时,也降低室内其他污染物的浓度)。因此在建筑设计上要尽量组织穿堂风,使室内空气保持流动,特别是在居室门窗的上部都应有方便开启的小气窗。阳台的窗也应上下都能开,以便通风。即使在夜间,也应提倡开气窗睡眠。

75. 家庭室内消毒有哪些简单有效的方法

通风换气:通风虽然不能杀灭微生物,但可在短时间内使室内外空气交换,减少室内致病微生物,保持室内空气新鲜;日光曝晒消毒:日光中的紫外线具有良好的天然杀菌作用,物品在日光下直接曝晒 6 小时,可以杀死绝大部分有害生物;煮沸消毒:一些耐热的物体首选煮沸消毒,如奶瓶、碗筷、匙、纱布、毛巾、某些儿童玩具、患者每次用过的餐具等,消毒时间要从水沸腾后保持 20 分钟,被消毒杀菌物品要全部浸没在水中;高压蒸汽灭菌法:利用高压锅内的高压和高热进行灭菌,此法杀菌力强,是最有效的物理灭菌法。方法是待高压锅上汽后,加阀再蒸 15 分钟,适合消毒棉花、敷料等物品;漂白粉消毒:擦拭法和浸泡法。用化学药液擦拭被污染的物体表面,常用于地面、家具、陈列物品的消毒。如用 0.5%～3% 漂白粉澄清液、84 消毒液等含氯消毒剂,擦拭墙壁、床、桌椅地面及厕所,将被消毒物品浸泡在消毒液中,常用于不能或不便蒸煮的生活用具。

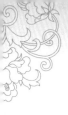

76. 家庭消毒常见的几项误区有哪些

一是消毒液与其他日用化学品混用。如洁厕灵与84消毒液混合后产生化学反应,排放出氯气,刺激眼睛和呼吸道,甚至引起氯气中毒。二是在洗衣服、餐具时加入消毒液杀菌。实际上,日用品的消毒可以无需通过消毒剂就能做到。三是喷洒消毒剂给家里空气"消毒"。居室内空气保持新鲜,最好的办法不是消毒而是开窗通风。四是使用空气清新剂给室内空气"消毒"。空气清新剂通常是由乙醇、香精、去离子水等成分组成,不具有消毒的作用。五是在生活中频繁大量使用消毒液。人们使用消毒剂多数出于心理作用,觉得消毒后更为干净。其实,除非是预防传染病,一般来说,无需常用消毒液,更不必每天使用。

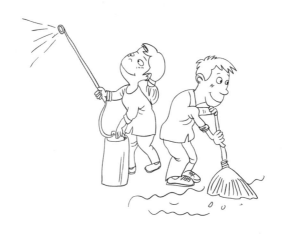

77. 床上用品消毒应注意什么

床上用品的主要消毒手段为日光曝晒。日光可以对床上用品进行加热干燥,而且阳光中的紫外线对细菌具有较强的杀灭作用。日光的杀菌能力与光线的强度与曝晒时间有关,一般来说,在直射阳光下曝晒 3～6 个小时,就可以杀灭抵抗力较弱的大部分致病菌,如伤寒杆菌、肺炎双球菌、白喉杆菌、溶血性链球菌等。但对于抵抗力强的病原微生物,如肝炎病毒等,则需要连续曝晒数日才能将其杀灭。对于家庭患者(特别是肝炎患者)的被褥和枕头应当经常拆洗,将里面的内容物曝晒数日,将拆下的被罩、床单、枕套等用煮沸或消毒剂浸泡消毒。

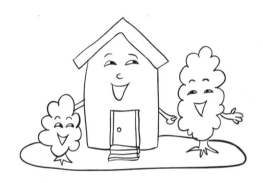

78. 如何使用绿色植物净化室内污染

绿色植物对居室的空气污染具有很好的净化作用。在 24 小时照明的条件下,芦荟可清除空气中的 90% 的甲醛,常青藤可清除 90% 的苯,龙舌兰可吞食 70% 的苯和 50% 的甲醛,垂挂兰能吸收 96% 的一氧化碳和 86% 的甲醛;茶花、仙客来、紫罗兰、晚香玉、牵牛花等,通过叶片可以吸收有害气体;吊兰、芦荟、虎尾兰等能够吸收甲醛等有害物质;常青藤、菊花、铁树等可减少苯污染;茉莉、丁香、金银花、牵牛花等花卉分泌出来的杀菌素能够杀死空气中的细菌,抑制结核、痢疾病原体和伤寒病菌的生长,使家庭室内空气清洁卫生,预防疾病传染。

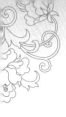
79. 庭院绿化有什么好处

庭院绿化是村庄绿化的重要元素,庭院绿化不仅反映出村庄的文化内涵和地方特色,在某种程度上还反映一个地区的经济发展水平和文明程度。庭院绿化对确保改善农民生活环境,提升农民生活质量有着重要意义。具体来说,居室庭院绿化有以下好处:美化环境,陶冶性情;吸收二氧化碳,释放出氧气;吸收有害气体和灰尘,净化空气和环境;降低风速、减少噪声,并能遮挡阳光、吸收辐射以及隔热;种植一些经济型绿色植物还能增加农民的收入。

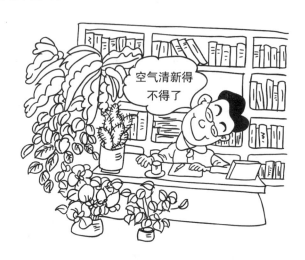

80. 庭院绿化应注意哪些方面问题

庭院绿化在布局和树种选择上要在尊重当地的文化传统和民俗习惯的基础上,因地制宜、科学布局,使农村庭院既拥有良好的环境,又保持浓郁的地方特色。从有利于生产生活的原则,庭院绿化要注意采光、通风,特别是种乔木类树种的庭院,庭院绿化在朝向上应有讲究,东南面应种小乔木或生长不高的果树,冬天不遮阳,夏日可蔽日。目前常见的绿化生态模式有以下几种:一是园林产业模式,这种模式以追求经济效益为主,兼顾生态和社会效益,主要方式是种植名贵稀有树木、花卉和果树,立体式栽培;二是乡村生态旅游模式,这种模式以绿化、美化家居环境,大力开展平面、垂直、攀缘绿化来突出农家特色,发展乡村旅游;三是复合型生态经济模式,这种模式以庭院绿化、美化为基础,因地制宜,灵活安排,种植、养殖、旅游观光多种经济方式并存,以产生最大经济和生态效益。

三、家电和居家安全卫生

81. 使用空调应注意哪些问题

使用前一定要先清洗空调过滤网的积尘,将过滤网用消毒剂浸泡消毒。有条件的最好在使用前用吸尘器进行室内风机除尘。每天开机的同时先开窗通风一刻钟,第一次使用的时候应该多通风一些时间,让空调里面积存的细菌、霉菌和螨虫尽量散发。室内开空调的时间不要太长,最好经常开窗换气,以降低室内有毒物质的浓度,定期注入新鲜空气。要注意调整室内外温差,一般不超过 8 ~ 10℃为好。

82. 使用燃气热水器注意事项有哪些

燃气器具一定要符合国家相关的标准,国内目前只有强排式热水器才被允许销售,但不排除一些非法厂商为了牟取暴利,依然销售国家严禁生产销售的直排式产品,购买这种产品,很容易发生危险。使用时,一定要打开门窗或排气扇。确保充足的空气,防止缺氧或一氧化碳中毒的危险。使用中发现有臭味或燃气管有喷火现象,说明热水器及燃气管道漏气,必须马上停止使用,关闭燃气阀,打开门窗,禁用明火和开关及拔插电器具,并及时检查修理。经常用肥皂水泡沫在气路及各接头处涂抹,以检查燃气管道及外接胶管是否有裂纹、老化、松脱等现象。如果有,应及时维修、更换。注意定期更换橡胶软管,最好每两年更换一次。要注意燃气热水器的使用年限。国家对燃气热水器的使用年限规定为 8 年,到期应及时更换。

83. 使用电热水器应注意哪些事项

使用前必须先注满水再通电,防止电热管干烧而导致漏电。必须接好可靠地线,如果没有良好接地装置,应预热后切断电源方可使用。电热水器由于功率较大,电源线横截面积应该大于 1.2 平方毫米。插座必须使用 10～15 安的插座,插头与插座接触必须坚固牢靠,不能松动;并应在专用线路上配置电流大小合适的保险丝座或空气开关,以防线路太细或接触不良,导致漏电与着火。低水压时避免因进水口水量太小导致出水口温度过高而损坏电热水器。电热水器的使用寿命不应超过 6 年,如超过年限还继续使用,就会存在安全隐患,需要及时更换。

84. 冰箱使用应注意什么

人们有一个认识误区,认为冰箱就是保险箱,食物进了冰箱就安全了。其实,冰箱是容易藏污纳垢的地方。冰箱保存食物的常用冷藏温度是 4～8℃,在这种环境下,绝大多数的细菌生长速度会放慢。但有些细菌却嗜冷,如耶尔森菌、李斯特菌等在这种温度下反而能迅速增长繁殖,如果食用感染了这类细菌的食品,就会引起肠道疾病。人们在使用冰箱时,应注意以下几点:一是保存在冰箱里的食品不要超过保质期,对于放入冰箱的剩饭剩菜,最好不要超过 24 小时。同时,取出食品后一定要先加热再食用。二是存放食物一定要生熟分开,最好用保鲜袋包好。这样既可防止食物交叉污染,又能防止食物因水分蒸发而出现干缩现象。三是新鲜的水果蔬菜如果要放入冰箱,最好先洗净擦干,这样可以减少带入冰箱中的微生物数量。

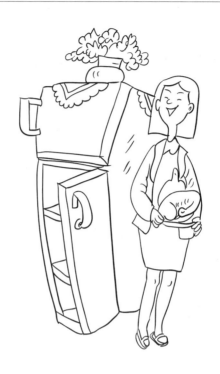

85. 如何清洁冰箱

冰箱的清洁应该从日常做起，一看到污垢就马上清除它，别等到污垢久积形成难清理的污垢才想到要收拾，因为那时就得花上一番工夫。首先把酒精和水以 7∶3 比例混匀并倒入喷雾器中，接着以边喷边擦的方式把冰箱内部拭净，接着可以用旧牙刷蘸少许牙膏清除死角的污垢，至于容易发霉的冰箱门填塞的地方应该每半个月清理一次，此外，每周检查一次冰箱，以清除不必要的东西，或尽快把即将过期的食物处理掉。

86. 使用微波炉应注意的问题

使用微波炉加热食物时,应该使用专门的微波炉器皿盛装食物,然后放入微波炉中加热,切不能使用普通塑料容器,一是热的食物会使塑料容器变形,二是普通塑料会加热后放出有毒物质,污染食物,危害人体健康。切忌使用封闭容器,因为在封闭容器内食物加热产生的热量不容易散发,使容器内压力过高,易引起喷爆事故。经微波炉解冻的肉类不可再冷冻保存,如果再放入冰箱冷冻,必须加热至全熟。切记不可将鸡蛋等带壳的食物放入微波炉中加热,否则容易引起爆炸。微波炉中忌用金属器皿,金属器皿加热时会与微波炉产生电火花并且反射微波,损伤炉体。家里的一些物品,可以隔一段时间用微波炉杀菌,尤其是有肝病、胃病患者的家庭,可避免病菌在家庭人员中传播。

87. 选购和使用抽油烟机应注意的问题

风量是吸油烟机一个很重要的指标,一般情况下风量值越大,吸油烟机吸排油烟的能力就越强。国家规定该指标值大于或等于 7 立方米 / 分。风压也是衡量油烟机使用性能的一个重要指标。风压值越大,吸油烟机抗倒风能力越强。当其他指标都良好的情况下,风压值越大越好,国家规定该指标值大于或等于 80 帕斯卡。噪声也是衡量吸油烟机性能的一个重要技术指标。国家规定该指标值不大于 74 分贝。使用抽油烟机要早开晚关,只要烹调一开始即应打开,不论是煎、炒,还是煮、蒸、炖,即使烹调结束了,也不要马上关掉抽油烟机,应该再让它运转五六分钟,以便将厨房内残留的有害气体最大限度地排出。

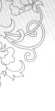

88. 使用电风扇应注意的问题

电风扇开启的风速不宜过大,一般选择最低档为宜,也不宜正对着人长时间直吹,尤其是在身体虚弱或大汗淋漓时,尽量选择摇头吹。小儿、老人、身体虚弱的人,更宜少用电扇吹风,但可用电风扇调节室内气流,借以间接降温。睡眠时人体处于脆弱状态,这时候电风扇风量不宜开启过大,以免引起人体不适,出现乏力的症状。不宜长久开启电风扇,人体温度会随着汗液的大量蒸发而降低,久而久之,很容易引起感冒、腹痛、腹泻等症状,建议开启时间为 1 小时左右为宜。电风扇距离人体不宜太近,最佳的电风扇摆放位置为距离人体 2 米左右,使得风更加柔和均匀。

89. 使用洗衣机应注意的问题

在洗衣前需取出衣物中的金属物品及其他物品,以避免损坏其他衣物及机器内筒;如需洗涤窗帘,请先拿掉窗帘上的挂钩,以避免损坏机器内筒。洗衣机工作时,若出现剧烈振动或异常噪声,应立即停机检查,待排除故障后再开机。对于经常处在潮湿环境下工作的电动机、电容器、线路、开关和定时器等,要保持干燥,勿使受潮。对于羽绒服、羽绒填充的被褥枕头等不能随便用洗衣机洗涤,以免发生机器爆炸。对于带有羽绒服洗涤程序的洗衣机,在使用该程序洗涤羽绒服时,请勿添加柔顺剂。对污染有化肥、农药的衣服应该用碱性肥皂手洗,以免污染洗衣机内筒。内衣裤和外套尽量分开洗。

90. 使用砧板和刀具应注意哪些卫生问题

家庭中使用砧板及刀具的主要卫生问题是生熟不分。很多家庭只有一副砧板和刀，既用来切蔬菜、鱼、肉、鸡、鸭等生食，又切白斩鸡、酱鸭、酱牛肉等熟食。殊不知，由于许多生食品都可能带有沙门氏菌、副溶血弧菌、致病性大肠杆菌、肝炎病毒等致病微生物，蔬菜还可能带有蛔虫卵、鞭虫卵等寄生虫，水产品含有囊尾蚴、棘口吸虫，猪、牛肉含绦虫卵等，在切这些生食品时，致病生物就会沾在刀和砧板上，如果用这些已被污染的工具切不再加热的食品，上述致病微生物就会污染到这些食品上，它们会随食品进入人体内，使人得某些疾病。

要防止"病从口入"，一是至少要准备两副容易"识别"的刀具和砧板，将切生食与切熟食的用具分开，并分开储放。二是刀具和砧板使用后要清洗干净并晾干。三是切熟食的刀和砧板使用前用开水浇烫，以达到消毒的目的。

91. 室内空气净化器有用吗

室内空气净化器是指能够吸附、分解或转化各种空气污染物，有效提高空气清洁度的产品。使用空气净化器是改善室内空气质量、创造健康舒适的住宅环境十分有效的方法。空气净化器工作原理有三种：被动式净化类（滤网净化类）、主动净化类（无滤网型）和双重净化类（主动净化＋被动净化）。被动空气净化器工作原理是通过风机将空气抽入机器，通过内置滤网过滤空气，能够过滤粉尘、异味、有毒气体和杀灭部分细菌。而主动空气净化器工作原理是摆脱了风机与滤网的限制，有效、主动的向空气中释放净化灭菌因子，通过空气弥漫性的特点，到达室内的各个角落对空气进行无死角净化，市场上主要有银离子净化技术、负离子技术、低温等离子技术、光触媒技术和净离子群技术，比较成熟的主动净化技术主要是利用负氧离子作为净化因子处理空气和利用臭氧作为净化因子处理空气两种。

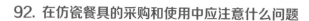
92. 在仿瓷餐具的采购和使用中应注意什么问题

仿瓷餐具其实是密胺树脂材料,是以三聚氰胺、甲醛树脂为主要原料,加入适量纤维素填料及着色剂等辅助材料制成的。

但在市场中也混杂着一种"假"密胺餐具,它们使用非食品用的价格极低的脲醛树脂作为原料,制造仿瓷餐具,脲醛树脂甲醛释放量远高于密胺餐具。但是,这两种树脂的材料,普通人凭肉眼根本看不出来,稍不留神就会中招。市场上"三无产品",价格特别便宜的仿瓷餐具,多半属于这种"假"密胺餐具,用这种餐具盛放食品,危害可想而知。

因此,尽量去正规的商场和超市购买 QS 标识,产品信息齐全的大厂家生产的正规餐具。仿瓷餐具应在不超过 80℃下使用,不盛放热油热汤,更不能微波加热。外观破损的密胺餐具,甲醛释放量会显著增加,当发现仿瓷餐具有了明显的磨损,或者已经有裂痕的话,就要赶紧换新的,别再使用了。

93. 清洗餐具应注意哪些问题

很多人将餐具用水清洗后,随即拿抹布将盘子表面擦干,其实这样做是不科学的,实验证明,用抹布擦拭的盘子,表面的细菌数是自然晾干的 2 倍多。抹布中含有大量细菌,在擦拭过程中,会将细菌传递到盘子表面,因此盘子清洗后,自然晾干再叠放,或在餐具之间留出一定空隙,竖着插放。餐具用洗洁精清洗后,要用流动自来水冲刷,可以把细菌带走,不建议用水浸泡捞起,浸泡的过程中,细菌会依附在盘子表面。此外,浸泡的洗碗槽中,本身也潜藏着大量细菌。每次切菜前,砧板都应该用水冲洗,实验证明,经水冲洗后的砧板,细菌数量可以减少 80%。

94. 使用燃气灶应注意什么问题

使用燃气灶时,注意通风换气,操作人员不得远离灶具,以防溢水扑灭火焰而造成漏气,引发事故。离家外出、睡觉前、接到停气通知时,必须检查燃气阀门和灶前阀是否关好,做到人离火灭阀关。在购买燃气灶的时候,最好选带有自动熄火保护装置的燃气灶。严禁使用明火检查泄漏,发现室内燃气设施或燃气器具异常、泄漏时,应立即关闭阀门,开窗通风,禁止一切引起火花的行为(如开关电器),可以用肥皂水涂抹在可疑的位置进行检查,如被检查处冒出肥皂泡,证明发生了漏气。连接燃气器具的胶管应使用专用燃气胶管,胶管两端应用管卡固定,防止脱落,胶管长度不宜超过 1.5 米。

95. 如何安全使用瓶装液化气

液化石油气的主要成分为丙烷、丁烷、丙烯、丁烯。具有轻微麻醉性,过量吸入,会使人缺氧,窒息死亡。液化石油气完全燃烧时,需要消耗大量的空气,如燃烧不完全,会产生大量的一氧化碳,人吸入后极易中毒直至死亡。因此应保持厨房、浴室、燃具周围良好的通风状态。

96. 如何检查液化石油气漏气点

液化石油气加有特殊臭味,一旦泄漏,极易察觉。当怀疑有泄漏时,可用以下方法简单查漏:将肥皂液涂抹到钢瓶、角阀(手轮开关处)、减压阀(角阀与减压阀接口处)、胶管、燃具上,尤其是接口处,有气泡鼓起的部位就是漏点。同时以眼看、耳听、手摸、鼻闻配合查漏,严禁用明火查漏。如有液化气泄漏,应保持冷静,并采取以下措施:

（1）切断气源。

（2）严禁打开或关闭任何电器开关，否则可能产生微小火花引致爆炸。

（3）打开门窗。让空气流通，以便液化气散发。

（4）疏散人员。

（5）电话报警。在远离泄漏点，打 110 或 119 报警。

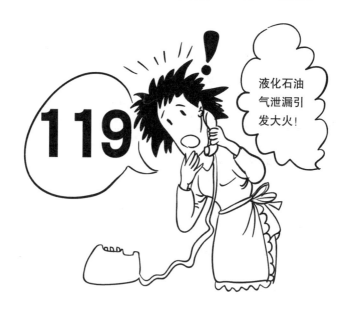

97. 卧室装修应注意什么

卧室的装修要突出环保要求。装修中注意使用环保建材，减少装修给室内空气造成的污染。

卧室应尽量简化装修内容，以减少各种建材中挥发性污染物的累加。

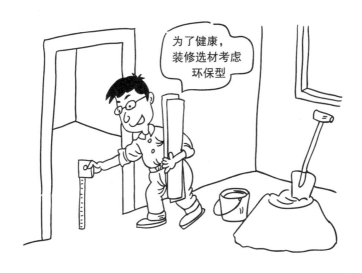

为了健康，装修选材考虑环保型

　　家具不宜过多，并尽量选择实木家具。已不用家具要及时处理，以尽量扩大居室空间。

98. 卧室摆放花草应注意什么问题

　　如今越来越多的人喜欢在家里种植绿色植物，卧室是休息和睡觉的地方，如果种植不适当的绿色植物，它可能会对睡眠产生微妙的影响。卧室摆放花草还要遵循宜少不宜多，宜小不宜大的原则。吊兰、虎尾兰、仙人掌、白掌、绿萝、君子兰、富贵竹等植物对净化空气起到良好的作用，能够吸附甲醛、一氧化碳、过氧化氮、苯、三氯乙烯、二氧化碳、氨等有害气体，保持室内空气清新。白掌可以增加室内湿度，防止鼻黏膜干燥，所以比较适合放在卧室内。不适合放在卧室的植物主要是一些能散发出气味或者花粉易引起人过敏甚至哮喘的植物，如月季花、兰花、含羞草、夜来香、郁金香、夹竹桃、松柏类的花木、洋绣球花、紫荆花、百合花等。

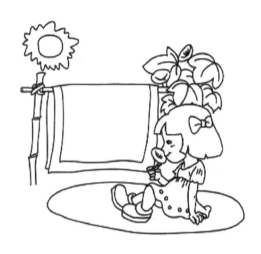

99. 为什么卧室要少放电器

　　卧室是人们休息的主要场所,而且睡眠时生理功能减缓,人体抵抗力下降,这时如果处于电磁辐射之下,危害更加严重。为了将这种危害降到最低,应该做到三点:卧室里尽量不要摆放电器,即使要放,也要离床远一些,最好在1米以外;不用或少用电热毯;电视机、音响等电器关机后要切断电源。

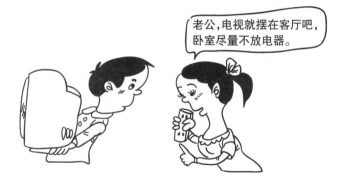

老公,电视就摆在客厅吧,卧室尽量不放电器。

100. 如何搞好厨房的卫生

厨房应防止霉菌污染。通风、干燥、缩短粮食蔬菜贮存时间是防止霉菌污染的有效措施。

注意餐、炊具清洁。厨房里的餐具、炊具清洗消毒后,应使用密封完好的碗橱存放,以防蟑螂、苍蝇等害虫侵袭。

注意冰箱的卫生。生熟食品在冰箱里要分架存放。蔬菜等生食要洗净或装入塑料袋后放进冰箱,防止交叉污染。一般食品存放不应超过一周。冰箱要定期清洗。

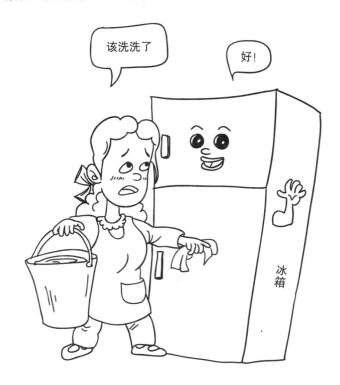

注意厨房用具卫生。抹布每次用完后要洗净晾干,过油过污的抹布要及时调换,以免成为细菌孳生地。厨房垃圾要及时清理,不要长久存放。

101. 厨房烹调油烟有什么危害

烹调油烟是烹调食物时经高温分解而产生的油烟,是一种混合性污染物,约有 200 余种成分,其中含有许多对人体有害的化学物质。烹调油烟不仅会损伤呼吸道黏膜,而且会影响人体的免疫机制,导致基因突变而致癌。研究表明,烹调油烟是肺癌的危险因素,中国妇女肺癌发病率高,排除吸烟因素外,烹调油烟可能是其主要危险因素之一。

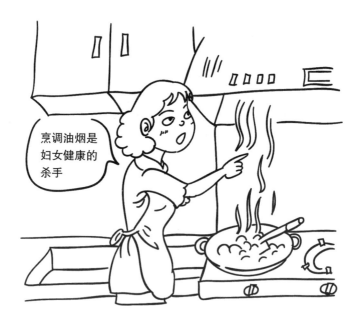

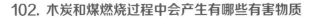

102. 木炭和煤燃烧过程中会产生有哪些有害物质

燃料燃烧是我国农村室内空气污染主要来源,木炭和煤在燃烧过程中会产生一氧化碳、二氧化硫、可吸入性颗粒物、砷、铅、苯并芘等。一氧化碳为有毒气体,是燃煤污染的"头号"有毒致命物质;二氧化硫对人眼及呼吸道黏膜有强烈的刺激作用,大量吸入可引起肺水肿、喉水肿、声带痉挛而致窒息;可吸入性颗粒物能危害人的各个系统,每立方米空气每增加100微克的颗粒物,就会让人均寿命相应减少3年。研究表明,木炭和煤燃烧和慢性阻塞性肺炎、肺癌、肺功能下降有着密切关系。

103. 怎样减少厨房有害气体

(1)改良农村家庭的炉灶,安装烟囱或简易排气罩。冬天烤火应注意室内通风,以防煤气中毒。烧煤要选择无烟、低硫、低氟煤。

(2)从根本上改造厨房和烹调设备的布局,使之通风良好;尽量装上排气扇或排油烟机等通风设备。

(3)改变烹饪习惯。如油温不要超过200℃(以油锅不冒烟为好);不用反复烹炸的油;食物多蒸煮,少油炸、熏烤。同时主妇应尽量减少在厨房的停留时间。

104. 如何预防煤气中毒

煤气中毒即一氧化碳中毒,是由于人体吸入高浓度一氧化碳气体而导致中毒。预防煤气中毒要做到以下几点:首先,屋中空气要流通,要保证氧气的供应。炉灶要有烟囱,并且保持其畅通。使用燃气热水器时,不要密闭房间,要保持良好的通风,洗浴时间切勿过长。其次,使用管道煤气时,要防止管道老化、跑气、漏气。烧煮时防止火焰被扑灭,导致煤气溢出。最后,家中尽量不要使用煤炉取暖,如果使用,必须保持一定的通风状态。

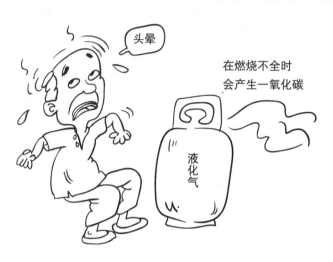

四、四害及人畜传染病防控

105. 为什么人畜(禽)分居好处多

人类的许多疾病都是由动物,特别是畜(禽)传播而来。要防止这些疾病传染给人,首要之举是居室与畜(禽)舍保持一定距离。如今,在我国许多农村地区,人与畜(禽)混杂,相互间接触十分频繁,绝大部分畜(禽)粪便没有经过无害化处理。因此,一些病原微生物在环境中大量存在,给农民的健康带来极大的危害。分离人与动物混居的生活环境,就会明显减少人畜共患病的发生和传播。

106. 人畜(禽)共患病主要有哪些

人畜(禽)共患病很多,主要有:牛海绵状脑病、高致病性禽流感、狂犬病、炭疽、布鲁氏菌病、弓形虫病、棘球蚴病、钩端螺旋体病、牛结核病、日本血吸虫病、猪乙型脑炎、猪Ⅱ型链球菌病、旋毛虫病、猪囊尾蚴病、马鼻疽、野兔热、李氏杆菌病、类鼻疽、放线菌病、肝片吸虫病、丝虫病、Q热、禽结核病、利什曼病等。家庭中特别常见的一些疾病主要与猪、禽、狗、猫、牛、羊关系密切。

为了防止人畜(禽)共患病的传播,隔离人畜(禽)的居住环境。特别是人的居住区要与饲养家畜区、家禽区间隔一定距离。畜栏和禽舍要做到定期清扫消毒。不生食、半生食畜(禽)

肉。在人畜(禽)共患疾病多发季节,尽量提前接种疫苗,如乙脑疫苗、流行性出血热疫苗等。必要时,还可为家畜、家禽和宠物接种相关疫苗。

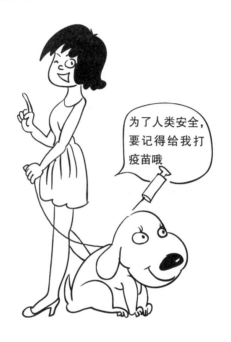

107. 猪主要传播的疾病与防控

猪能传播猪带绦虫病、人感染猪链球菌病、口蹄疫等。猪也是乙型脑炎最主要的传染源,猪流感与人流感有密切关系。猪链球菌病是由猪链球菌感染引起的一种人畜共患病,人主要通过皮肤伤口感染病菌而发病,临床上基本表现为败血症,部分病人发展为中毒性休克或化脓性脑膜炎,严重者会导致死亡。

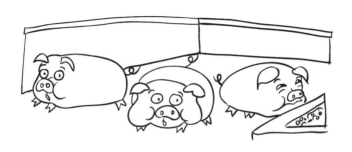

108. 家禽能传播什么疾病

家禽主要能传播人感染高致病性禽流感。人感染高致病性禽流感的传染源主要为病禽、健康带毒的禽。人类在直接接触受禽流感病毒感染的家禽及其粪便或直接接触到禽流感病毒都会受到感染。此外,吸入飞沫及接触呼吸道分泌物也是传播途径。由于感染禽流感的病人大多在发病前同禽类有直接接触。因此,个人防范禽流感的关键,在于避免直接接触禽类。

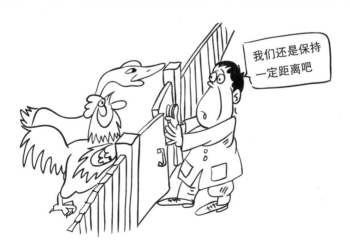

109. 猫、狗能传播什么疾病

猫和狗身上携带的病菌对人体的健康带来极大隐患,其中危害最大是狂犬病。狗和猫都能传播狂犬病,狗是主要传播者。外貌健康而携带病毒的犬等动物也可起传染源的作用。狂犬病是迄今为止人类病死率最高的急性传染病,一旦发病,病死率高达 100%。猫和狗还能传播弓形虫病,孕妇感染急性弓形虫病时,有 30% ～ 46% 能传给胎儿,受染胎儿的发育受到不同程度的损害,甚至死亡。防制的措施有:不要与猫、狗等宠物过分接触;孕妇应避免接触猫、狗;被猫、狗咬伤或抓伤应及时进行伤口冲洗,并接种狂犬病疫苗;给狗注射狂犬病疫苗等。

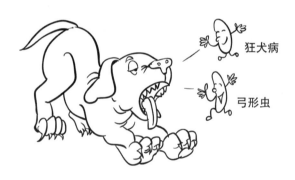

狂犬病

弓形虫

110. 牛、羊能传播什么疾病

布鲁氏菌病是由布鲁氏菌感染引起的一种人畜共患病。患病的羊、牛等疫畜是布鲁氏菌病的主要传染源,病畜的分泌物、排泄物、流产物及乳类含有大量病菌,如实验性羊布鲁氏菌病流产后每毫升乳含菌量高达 3 万个以上,带菌时间可达 1.5～2 年,所以羊是该病最危险的传染源。布鲁氏菌可以通过破损的皮肤黏膜、消化道和呼吸道等途径传播。急性期病例以发热、乏力、多汗、肌肉、关节疼痛和肝、脾、淋巴结肿大为主要表现。慢性期病例多表现为关节损害等。牛种型病例易表现为慢性,羊种型病例病情较重,并发症较多。

传播途径主要有 3 种,一是接触病畜,主要是通过病畜的分泌物,如接产、挤奶等过程中;二是经消化道,如误食病畜的肉、奶等;三是经呼吸道,吸入布鲁氏杆菌污染的尘埃或气溶胶。因此,与牲畜接触的牧民、奶农、皮毛加工人、兽医、屠宰场工人等,在接触牲畜和进行牲畜加工时要戴口罩、手套、穿工作服等,做好职业防护。对病畜死畜及其流产物必须深埋。对其污染的环境进行消毒处理。不饮用未消毒的生奶和生奶制品,不吃未彻底煮熟的或烤熟的肉类,用牛羊粪生火时不要用手直接接触牲畜的粪便,以防染病。

111. 蚊子对人体有哪些危害

蚊子对人体最主要的健康危害是传播疾病。据研究,蚊子传播的疾病可达 80 余种,在我国,主要会造成流行性乙型脑炎、

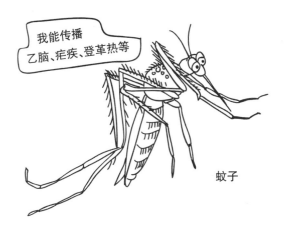

我能传播乙脑、疟疾、登革热等

蚊子

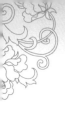

疟疾、丝虫病、登革热等疾病的流行,危害人们的身体健康。据世界卫生组织报告,全球大约40%的人口受疟疾威胁,每年有3.5亿～5亿人感染疟疾,110万人因疟疾死亡。每天有3000万儿童因患疟疾而失去生命。

112. 如何预防蚊子的危害

开展环境治理,清理垃圾,消除死水,消除蚊虫孳生地。水生植物每周至少换水一次,或者改为沙养;随时将可能积水的容器如电冰箱的接水盘等定期检查,并及时清除积水;有用的存水容器如防火池等应加盖或定期换水;废旧轮胎应存入室内或加盖塑料布,无用轮胎应钻孔;室内应该清除卫生死角。池塘中放养鱼类,降低蚊虫密度;使用化学杀虫剂,直接杀灭蚊虫;悬挂蚊帐、使用蚊香、涂擦防蚊剂等防止蚊虫叮咬。

113. 苍蝇对人体有哪些危害

苍蝇对人体的危害主要是传播疾病和寄生于人体。苍蝇体表及腹中携带着数以万计的细菌、病毒以及寄生虫卵。传播的疾病有伤寒、痢疾、霍乱、肠道蠕虫、原虫、肺结核、肺炎、沙眼、结膜炎、细菌性皮炎等。蝇类的幼虫寄生于人体不同的组织和器官可引起眼蝇蛆病,口腔、耳、鼻咽蝇蛆病,皮肤蝇蛆病,胃肠道蝇蛆病和泌尿生殖道蝇蛆病等。

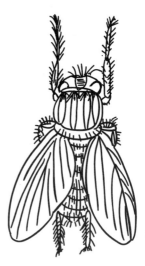

苍蝇

114. 如何预防苍蝇的危害

搞好环境卫生,加强对人畜粪便的管理,清除蝇类孳生场所。此外,辅以化学杀虫剂和物理机械防治方法,如采用粘蝇纸、捕蝇器、灭蝇拍、安装纱门纱窗等防其进入室内,均能降低苍蝇密度,减少对人体健康的危害。

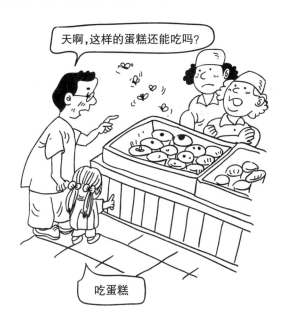

天啊,这样的蛋糕还能吃吗?

吃蛋糕

115. 蟑螂对人体有哪些危害

蟑螂与蝇类一样,可通过机械传播污染食物和食具,传递病原体。据报道,蟑螂可携带痢疾杆菌、沙门氏菌、铜绿假单胞菌、变形杆菌、蛔虫卵、蛲虫卵及蓝氏贾第鞭毛虫包囊等。蟑螂体表携带的细菌、寄生虫卵以及蟑螂尸体干后的粉末,人接触后会产生过敏反应。从而引起过敏性皮炎,如皮肤水疱、皮肤瘙痒等。当吸入其粪便尘埃或尸体干粉时可引起呼吸道过敏反应,如过敏性鼻炎、婴儿哮喘等。

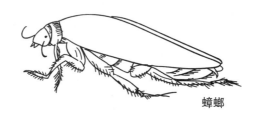

蟑螂

116. 如何预防蟑螂的危害

蟑螂繁殖力极强,且能飞会爬,无孔不入。最主要的防治方法是搞好家庭卫生,清理室内卫生死角,堵洞抹缝,消除蟑螂的藏身之地;堵住门窗及与户外相连的各种管道、孔洞,防止蟑螂进入家中;注意清理带回的书籍及衣物,防止蟑螂或其卵被携带回家;使用灭蟑药物杀灭蟑螂。

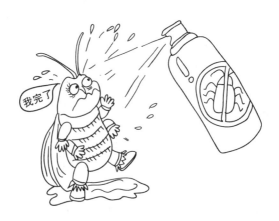

我完了

117. 老鼠对人类有哪些危害

老鼠与人类生活关系密切,数量多,分布广,繁殖快,对人类危害极大。老鼠能传播鼠疫、流行性出血热、钩端螺旋体病、地方性斑疹伤寒、回归热、恙虫病等数十种疾病;老鼠偷吃粮食,全国每年生产的粮食约有 5% 被老鼠夺去;老鼠盗食森林种子,啃食幼苗,影响植物生长;老鼠会咬破家具,还能钻入机器、设备、家电等,咬断电线造成重大事故。

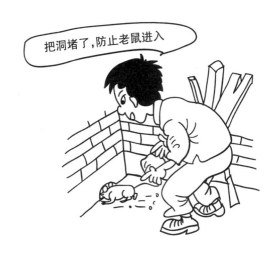

把洞堵了,防止老鼠进入

118. 如何预防老鼠的危害

全面整治环境,投放毒饵,堵塞鼠洞,以防止老鼠进家;避免与鼠类及其排泄物(尿、粪)或分泌物(唾液)接触;不吃怀疑被鼠类污染过的食物、水和饮料;做好个人防护,切忌玩鼠,被打死的老鼠要烧掉或埋掉;一旦被鼠咬,要尽快去医院清理伤口和注射疫苗。

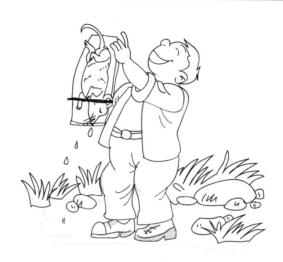

119. 跳蚤对人体有哪些危害

蚤类叮咬人体后,不仅产生刺激反应,引起奇痒,还可导致皮炎或变态反应,影响生活。跳蚤最大的危害是传播疾病,被称作黑死病的鼠疫,就是由跳蚤将鼠疫杆菌通过刺叮传播给人类的,曾经在历史上发生过三次世界性大流行,死亡上亿人。此外,跳蚤还能传播地方性斑疹伤寒、流行性出血热、绦虫病、野兔热等疾病,严重危害人类的健康。

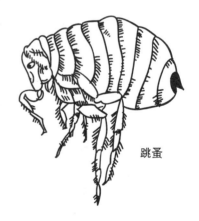

跳蚤

120. 如何预防跳蚤的危害

　　跳蚤的繁殖和生存需有适宜的孳生条件和充足的血源,因此,蚤的防治应以控制和消除孳生地为主,同时与防鼠、灭鼠、动物管理相结合。搞好居室和畜圈的卫生,加强通风,保持清洁、干燥和充足的采光;做好灭鼠工作;经常给宠物洗澡;采用药物灭蚤等措施来防治跳蚤的危害。

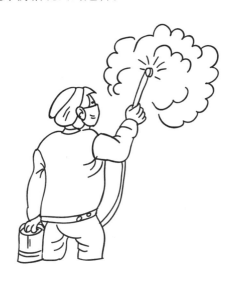